外研社·来华留学生汉语系列教程
全国高等学校推荐使用

实用医学汉语

PRACTICAL MEDICAL CHINESE

语言篇
Elementary

语言顾问：陆俭明
医学顾问：杨孟祥
主　编：刘荣　骆琳　张哲
副主编：孙志雯　赵安平

3

外语教学与研究出版社
北京

图书在版编目(CIP)数据

实用医学汉语·语言篇. 3 = Practical Medical Chinese-Elementary 3 / 刘荣，骆琳，张哲主编 . — 北京：外语教学与研究出版社，2010.8
ISBN 978 - 7 - 5135 - 0023 - 4

Ⅰ. ①实…　Ⅱ. ①刘…　②骆…　③张…　Ⅲ. ①医学—汉语—对外汉语教学—教材
Ⅳ. ①H195.4

中国版本图书馆 CIP 数据核字 (2010) 第 168386 号

出　版　人：于春迟
选题策划：李彩霞
责任编辑：于　辉
装帧设计：孙莉明
出版发行：外语教学与研究出版社
社　　　址：北京市西三环北路 19 号 (100089)
网　　　址：http://www.fltrp.com
印　　　刷：北京铭传印刷有限公司
开　　　本：787×1092　1/16
印　　　张：16.5
版　　　次：2010 年 9 月第 1 版　2010 年 9 月第 1 次印刷
书　　　号：ISBN 978 - 7 - 5135 - 0023 - 4
定　　　价：69.00 元 (附赠 MP3 光盘 1 张)
＊　　＊　　＊
购书咨询：(010)88819929　电子邮箱：club@fltrp.com
如有印刷、装订质量问题，请与出版社联系
联系电话：(010)61207896　电子邮箱：zhijian@fltrp.com
制售盗版必究　举报查实奖励
版权保护办公室举报电话：(010)88817519
物料号：200230001

参编学校与参编人员

华中科技大学：	骆 琳	孙志雯	牛长伟	钱玉琼
四川大学：	刘 荣	李步军	赵 霞	李月炯
	王 燕	罗艺雪	王星月	
中国医科大学：	张 哲	韩立伟	由欣悦	
武汉大学：	朱德君	杨 巍	程乐乐	潘 田
大连医科大学：	韩记红	李 琦	彭 湃	
东南大学：	陶 咏	徐 健		
广西医科大学：	肖 强	刘庆委	王 晨	秦 雯
温州医学院：	胡 臻	王剑军		
西安交通大学：	赵安平	姚力虹	李馨郁	
郑州大学：	黄卓明			
河北医科大学：	赵梅赏			
吉林大学：	颜世军	陈丽萍	焦昕倩	
辽宁医学院：	梁忠宝	朴立红	王艳芳	
三峡大学：	付承英			
石河子大学医学院：	张忠双	李新芝	张凤杰	石文艳
新乡医学院：	张宝林	李 军	刘培锋	
浙江大学：	徐为民	万洁华		
北京大学医学院：	刘海燕	倪军红		
浙江金华职业技术学院：	郑巧斐			
泰山医学院：	孙保亮	李 楠	赵秀霞	王松梅
苏州大学：	林齐倩	何立荣		
新疆医科大学：	王晓平	沈莲霞	李燕萍	曹祖峰
青岛大学：	王正源			
哈尔滨医科大学：	李丽娟	宋晓丹		

序

《实用医学汉语》系列教材是由武汉大学牵头、由全国近二十所高校身处医学汉语教学第一线的教师合作编写而完成的。这是一部很有特色的专业汉语教材。

《实用医学汉语》系列教材分为语言篇、基础篇和临床篇三个分册。整个教材是一个组合的整体，而各分篇又可分别单独使用；呈现在读者面前的《实用医学汉语·语言篇》（朱德君、程乐乐主编）是该系列教材中的一个开篇。

《实用医学汉语·语言篇》适用于汉语为零起点的医学留学生，也可供来华学习医学专业需要"汉补"的留学生、来华学习中医专业的外国留学生、短期研修的医学留学生，以及来华工作的医学专家。该教材遵循循序渐进和实用先行的原则，在着重培养留学生日常汉语交际能力，满足其在中国生活方面的语言需要的同时，注意对学生进行在医学交际领域汉语的话语能力的培养。

本教材的编写体例和所具有的特点，在该套教材的《前言》和语言篇的《编写说明》里都已有所说明，这里不再赘述。我想说的是，这套教材有几点很值得肯定：

第一，一般普遍交际场合使用的汉语与在专业交际领域所使用的汉语，从总体上说是基本一致的，但又有差异，这主要体现在用词用语上、句式使用上，以及文本框架选用上。怎么处理好这二者之间的关系，是专业汉语教材编写时所必须考虑的问题。本教材编写者考虑了，而且在教材中处理得比较好。这不仅体现在整套教材分为语言篇、基础篇和临床篇这一总体架构上，即使在语言篇中也作了很好的处理——第1册以常用生活交际场景为主，医学场景为辅；第2~4册则以医学场景为主，日常生活交际场景为辅。

第二，作为第二语言／外语教材，复现率是必须高度注意的一个问题。目前许多汉语教材都不太自觉注意这个问题。本教材则比较自觉地注意了这个问题，如汉语语音的学习与训练，采取了先在第1册的前5课集中讲授并进行大量的语音练习，便于学生尽快集中掌握，而在后面又不断复现练习与强化；另外，为了不断复习和巩固所学词语与语法点，该教材每 5 课设计了一个"单元复习"和"单元练习"，有助于学生对所学汉语的字词、短语和语法点等进行整理，而整套教材的语言点都采取不断复现的方式。

第三，成年人学外语跟小孩儿习得母语有很大差异。成年人已经有较强的思维能力和较好的知识基础，教授成年人学外语，必须充分注意并利用成年人的这种有利条件；另外，无数外语教学事实说明，让学习者了解所学外语的国家和民族的相关文化，也有助于外语学习。该教材也注意到了上面所述的这两点。从基础篇第一课起，就有意识地给外国学生介绍相关的中华文化，如"汉字"、"汉族人的姓名"、"汉族人的相互称呼"、"中华民族"、"中国文化中的数字"和"中国的假日"等。考虑到面对的都是汉语零起点的学生，所以都用英语来介绍，这种做法也是十分可取的。

第四，赵元任先生生前一直强调，外语学习"耳闻不如口读"。他说："耳朵听了未必口就能说，必定要自己读出声音来，和耳朵所听见的比较起来，才能知道学得对不对，才能有长进的机会。所以学语言的，第一样要记得的就是'耳闻不如口读'。假如能照这两句实行起来，就胜过看十本教科书，看一百段说明，看一千遍序了。"（赵元任《国语留声片课本自序》）该教材也充分注意了这一点，强调"听说"能力的训练。在整套教材的《前言》里就明确交代说："对医学专业留学生来说，因为他们需要跟其他的中国医生和病人进行交流，听说能力就显得非常重要，否则会直接影响到对病人病情的诊断。因此，本套教材特别强调对学生'听说'能力的训练。"这也是非常可取的。当然，是否真正实现，实现效果如何，还得靠任课老师来具体落实和回答。

由于利益驱动，从 20 世纪 90 年代以来，集体搞科研，集体编写教材的情况越来越少了。本教材是集体编写的，而且是一个很好的成果。在集体编写教材上，《实用医学汉语》系列教材也起了示范的作用。是为序。

陆俭明

2008年7月20日

于北京蓝旗营寓所

前　言

近年来，前来中国学习医学专业的外国留学生逐年增多。很多高校陆续给医学专业的外国留学生开设了汉语课程。在教材的选用上，各高校一般都是选用供普通留学生使用的语言教材。把一般的对外汉语教材用于医学专业留学生，虽可满足其在中国生活方面的需要，但对他们的专业学习和临床实习并没有很大的帮助。

为此，编写一套专门针对医学专业留学生的医学汉语教材就显得十分必要与迫切了。在外语教学与研究出版社的大力支持下，在来自国内近二十所大学长期在医学汉语教学一线的老师们的通力合作下，《实用医学汉语》系列教材得以问世。

《实用医学汉语》系列教材分为"语言篇"、"基础篇"和"临床篇"三个部分。

"语言篇"适合汉语为零起点的医学留学生。教材在着重培养留学生日常交际能力，满足其在中国生活方面的语言需要的同时，逐渐过渡到培养学生的医用汉语交际能力，兼顾了循序渐进和实用先行的原则。

"临床篇"既可安排在"语言篇"之后学习，也可单独学习。教材依照西医临床专业的不同科室分类编写，既可与其专业知识相呼应，又可为将来临床实习打下基础。

"基础篇"既可与"语言篇"配合使用，也可单独使用。适合两种学习对象：

1. 英文授课的一、二年级医学留学生（学校有充足的汉语课时，可配合"语言篇"使用）。对英文授课的学生来说，用英文学习专业的同时又用中文了解专业，对他们与中国医学学生、老师的交流及进入临床实习也有很大帮助。

2．中文授课的医学留学生。对他们而言，在进入医学专业前的预科学习中，对医学基础知识的了解，将为他们后期的专业学习打下良好的基础。

以上分类充分考虑到医学留学生不同阶段的学习特点和实际需求，便于各校依据实际情况灵活选择。

在教材编写时，编者着重突出了以下三个特点：

一、充分考虑医学留学生的学习特点和需求，注重教材的针对性和实用性

为了帮助来华学习医学专业的留学生顺利完成学业，教材不仅要满足他们的生活需要，还应满足他们的专业学习及临床实习的需要。《实用医学汉语·语言篇》教材内容安排既考虑到留学生对日常交际能力的实际需求，又考虑到其对医用汉语交际能力的专业需求，兼顾了循序渐进和实用先行的原则，在功能项目、交际场景的选择上从常见的日常生活内容逐步过渡到医学专业内容。

在保证语言规范性的前提下，教材中对话的语言力求贴近真实的生活，尤其贴近留学生的日常生活，如师生对话、学生在校医院看病、在医院实习等等；在注释部分，编者尽量避免一些语法术语的讲解，主要通过一个个句型、句式展示语法内容，通过大量的例句让学生模仿掌握。

为了加强针对性，课文的具体编写还参考了学生专业课程的内容，尽量使汉语学习与专业学习同步进行，学生边学汉语边学专业，互相印证、互相促进。如"临床篇"就依照临床医学专业的不同科室分类，既有利于学生与专业对照学习，也有利于不同的学校依据实际情况选用教材。考虑到学生将来的实习和工作需要，教材还有意识地安排了很多化验单、病例等认读和写作以及一定量的常用汉字书写练习。

二、以交际场景为主线，强调"听说"能力的训练

与对一般留学生听说读写四项技能的全面要求不同，对医学专业留学生来说，听说能力非常重要，因为他们需要跟其他的中国医生和病人进行交流，听力水平不高会直接影响到对病人病情的诊断。因此，本套教材特别强调对学生"听说"能力的训练。

"语言篇"、"基础篇"和"临床篇"的所有课文设计都是以对话为主，既便于学生掌握特定场景中的特定交际语言，也便于他们模仿和操练。

这三个分篇的所有练习都包含听力练习，编者根据"语音（音节）"→"词语"→"句子"→"会话"的语言生成规律，在"听说练习"部分安排了语音辨析、听录音选择正确的词语、听录音选择正确的句子、交际会话等练习形式，抓住了学生学习中的重点、难点和疑点，有利于学生打好语音基础，逐步提高"听说"能力。

三、既遵循一般语言教材的编写规律，又注重语言知识与专业知识的过渡与衔接

虽然"实用医学汉语"主要面向医学专业的留学生，是由语言向专业过渡的教材，但它仍属于语言教材，所以编者编写时遵循了一般对外汉语教材编写的规律。"语言篇"第1册采用了"结构—功能（日常生活场景）—汉语知识国情知识"相结合的方式，侧重汉语的日常交际的训练；其余各册则采用"结构—功能（医学场景）—医学知识"相结合的方式，侧重医学场景中交际的训练。

在教材编写中，语言知识与专业知识是逐步渗透与过渡的，交际场景、日常词汇、医学词汇所占比例逐步变化，如"语言篇"第1册以常用生活交际场景为主，医学场景为辅；第2~4册则以医学场景为主、日常生活交际场景为辅。

不过，语言教材毕竟不可能代替专业教材。在讲解医学专业时，编者也把握一个尺度，即尽量从语言的角度来讲解专业知识，力争做到既学习或复习了语言点，又达到了解和促进专业学习的目的，实现语言知识与专业知识的融合。但对有些虽然比较难但又必须掌握的语言和专业知识的讲解则遵循了实用先行的原则。

本套教材是在全国近二十所高校身处医学汉语教学第一线的教师共同努力下完成的。从教材的编写、审稿到出版，大家都付出了不少时间与精力。正是大家的通力合作，才使教材得以顺利出版。谨此向我们的团队表示感谢。

在编写过程中我们参考了部分汉语教材和前辈时贤的论著。此外，2008年4月在武汉大学召开的"高等学校留学生医学汉语课程研讨会"上，教育部国际合作司来华留学生处赵灵山处长以及各位与会专家对课程设置、教材设计等提出了

很多意见与建议，使本套教材得以进一步完善。在此，对他们表示衷心的感谢。

在教材的编写过程中，武汉大学留学生教育学院以及外语教学与研究出版社各位领导给予了大力支持，他们为教材的顺利出版提供了很多便利的条件。项目策划李彩霞、责任编辑潘瑞芳、于辉等老师始终给予了我们充分的理解、支持与真诚的鼓励。我们深表感谢。

特别要感谢的是，北京大学中国语言文学系陆俭明教授在百忙中审阅了本套教材并欣然作序。这使我们倍受鼓舞。

这是我们第一次编写该类型的对外汉语教材，可供参考的资料很少，教学又急需使用，加之编者水平有限，难免有不当之处，诚望专家、同仁和使用者批评指正。

编　者
2008年6月

编写说明

《实用医学汉语·语言篇3》沿用了《实用医学汉语·语言篇1》和《实用医学汉语·语言篇2》两册教材的体例，注重语言知识和医学知识相结合，培养留学生在中国日常生活和医学场景中的交际能力。为满足多数学校对新 HSK 成绩的要求，本册教材在编写过程中，词汇量和语法范围兼顾新 HSK(四级)考试大纲的要求，并在练习中体现了新 HSK(四级)的考试题型，以方便学习者备考。

该教材主要适用于来华学习医学专业的、有初级汉语基础的、以英文授课的外国留学生使用。同时，也可适用于以下学习对象：1. 来华学习医学专业需要"汉补"的外国留学生；2. 来华学习中医专业的外国留学生；3. 来华工作的医学专家以及短期研修的医学留学生。

一、教材结构

本册教材由 10 个课文单元、2 个复习单元、课文生词表、练习生词表、听力练习文本以及一张配套光盘组成。

每课单元包括：
- 话题
- 学习目标(语言点、功能情景、汉字书写)
- 热身词汇
- 词语
- 会话和短文
- 语言点注释
- 课后练习(听说练习、读写练习)
- 医学常识

复习单元包括：
- 单元提要
- 单元练习

二、教材特点

(1) 着重培养留学生的日常交际能力，满足其在华生活方面语言需要的同时，培养学生的医用汉语交际能力，辅助其专业知识学习，满足其临床实习需要。对汉语知识和医学专业知识的讲解兼顾了循序渐进和实用先行的原则。

(2) 针对新 HSK(四级)考试大纲编写，教材涵盖了新 HSK 四级词汇以及新 HSK 语法大纲中的甲级语法点。通过本册教材的学习，学生基本可以达到新 HSK 四级要求的水平。

(3) 每课课文均由一个长会话和一篇短文组成，在提高学生会话能力的同时，培养学生的语篇阅读能力，并逐步向培养学生的成段表达能力过渡。

（4）每课课前的热身词汇和课后的医学常识都与课文内容相关联或是课文知识的延伸，让学生在学习汉语的同时，也对医学专业知识有所了解。

（5）课文语言力求自然、地道，交际场景贴近现实生活。通过一系列的情景话题，学生可学会用汉语完成"意愿、建议、辨别、感谢、烦恼、安慰、同情"等多项交际功能。

（6）语言点的讲解，考虑到学生的学习特点，尽量避免语法术语的罗列和使用，通过句型、句式展示语法内容，并提供大量例句供学生理解、掌握。

（7）课后练习内容丰富、题型灵活，旨在全面提高学生的听、说、读、写技能。练习分为听说和读写两部分。听力练习与课文内容紧密相关，同时，参照了新 HSK（四级）题型，并有所突破。情景表达训练，可让学生掌握所学语言点的语用规则，在表达正确性的基础上，实现表达的得体性。读写部分包括选词填空、完成句子、完成会话、排列顺序和综合填空等，实现对学生词汇、句型、句群、语篇的全面训练。

（8）为达到新 HSK（四级）的词汇量要求，扩大学生的词汇量，在不影响学生对语言点进行操练的前提下，本册教材在课后练习部分适当地使用了一定量的生词，并采用后附生词表形式，以培养学生猜词和克服语言障碍的能力。

（9）单元复习提炼了每单元的语言点和功能项目，方便教师总结和学生自我归纳。值得一提的是，单元练习不仅在内容上涵盖了本单元的重点和难点，而且题型的设计也与课后练习不同，力争从多个角度考查学生对于同一语言点的掌握情况。

三、教材使用建议

（1）每课建议 6~8 学时，具体课时安排可由各校授课教师视具体情况灵活处理。

（2）为达到良好的教学效果，教师在授课前应先通览整本教材，明确教材结构和教学目标。

（3）语法解释宜简单适度，避免讲得过深过难，以能帮助学生理解课文内容，完成课后练习为佳。

（4）每课学习目标中的汉字书写部分主要选取课文和练习中学生容易写错的汉字，这一项主要用于给教师和学生在教学和学习中做参考。

（5）充分利用课后练习，巩固每课所学知识，引导学生熟练掌握生词和语言点。

（6）本册教材练习部分出现的生词，采用后附词汇表形式，老师可布置学生课后自学，这样既可训练学生猜词和克服语言障碍的能力，也可扩大学生的词汇量。

（7）教师可参考两个单元提要总结该单元所学知识，帮助学生加深理解。

本教材出版前，曾在武汉大学、四川大学、华中科技大学等高校试用过，同时在教学中不断修改完善，教学效果显著。尽管如此，教材一定还有很多不足之处，恳请各位同行提出宝贵意见。

编者

2010 年 6 月

词类简称表

Abbreviations of Part-of-speech

1	（名）	名词	míngcí	noun
2	（动）	动词	dòngcí	verb
3	（形）	形容词	xíngróngcí	adjective
4	（数）	数词	shùcí	numeral
5	（量）	量词	liàngcí	measure word
6	（代）	代词	dàicí	pronoun
7	（能愿）	能愿动词	néngyuàn dòngcí	modal verb
8	（副）	副词	fùcí	adverb
9	（介）	介词	jiècí	preposition
10	（连）	连词	liáncí	conjunction
11	（助）	助词	zhùcí	partical
12	（叹）	叹词	tàncí	interjection

目 录 Contents

第一课

我已经爱上这儿了

学习目标
Learning Objectives

语言点	功能/情景	汉字书写
1. 能愿动词 　会/想/要/能/得（děi） 2. 既然……就…… 3. 动词＋上 4. 概数：三四年 5. 对……来说	在教室 1. 谈理想 2. 表达意愿/建议/想法	热　闹　惯　读 眼　难　降　压 遇　到　牵　挂 考　虑

一、热身 Warm-up

xuèyè xúnhuán
血液 循环
blood circulation

xuè liúliàng
血 流量
blood flow

dòngmài màibó
动脉 脉搏
arterial pulse

dòngmài xuèyā
动脉 血压
arterial blood pressure

shōusuō yā
收缩 压
systolic pressure

shūzhāng yā
舒 张 压
diastolic pressure

二、词语 New Words

1. 假期	（名）	jiàqī	vocation
2. 非常	（副）	fēicháng	very
3. 热闹	（形）	rènao	lively; bustling with noise
4. 离开	（动）	líkāi	leave
5. 习惯	（动）	xíguàn	be used to
6. 原来	（副）	yuánlái	formerly
7. 本科	（名）	běnkē	undergraduate course
8. 工作	（名）	gōngzuò	job
9. 读	（动）	dú	study
10. 研究生	（名）	yánjiūshēng	graduate student
11. 特别	（副）	tèbié	especially
12. 眼科	（名）	yǎnkē	ophthalmic department
13. 既然	（连）	jìrán	now that
14. 师兄师姐	（名）	shīxiōng shījiě	senior fellow apprentice
15. 支持	（动）	zhīchí	support

16. 目标	（名）	mùbiāo	goal; aim; target
17. 实现	（动）	shíxiàn	come true; realize
18. 放心	（动）	fàngxīn	take it easy; be at ease
19. 加油	（动）	jiāyóu	make an extra effort
20. 升高	（动）	shēnggāo	rise; go up
21. 一直	（副）	yīzhí	at all times; continuously
22. 降压	（动）	jiàngyā	bring high blood pressure down
23. 原因	（名）	yuányīn	cause; reason
24. 引起	（动）	yǐnqǐ	cause
25. 目前	（名）	mùqián	at present; recent period of time
26. 母亲	（名）	mǔqin	mother
27. 照顾	（动）	zhàogu	look after; take care of
28. 消息	（名）	xiāoxi	news
29. 着急	（动）	zháojí	get worried
30. 立刻	（副）	lìkè	immediately; at once
31. 遇到	（动）	yùdào	meet; encounter
32. 最	（副）	zuì	most
33. 困难	（名）	kùnnán	difficulty
34. 牵挂	（动）	qiānguà	care; worry
35. 考虑	（动）	kǎolǜ	think about; consider
36. 计划	（名）	jìhuà	plan

专有名词　Proper Nouns

1. 成都	（名）	Chéngdū	the city's name (the Capital city of Sichuan province)
2. 心动过速	（名）	xīndòng guòsù	tachycardia
3. 高血压	（名）	gāoxuèyā	hypertension
4. 慢性肾炎	（名）	mànxìng shènyán	chronic nephritis
5. 电解质紊乱	（名）	diànjiězhì wěnluàn	electrolyte disturbance

三、课文　Texts

（一）会话

（暑假以后，谢芳在教室见到卡瓦。）

谢芳：卡瓦，好久不见了，假期过得怎么样？

卡瓦：很好！全家人在一起非常热闹。

谢芳：那你一定很舍不得离开家吧？

卡瓦：当然了！

谢芳：你现在习惯成都的生活了吧？

卡瓦：不但习惯了，而且已经爱上这里的生活了。我原来打算读完本科就回国找工作，但现在还想读研究生。

谢芳：你想考哪一科的研究生？

卡瓦：眼科。我特别想当个眼科医生。

谢芳：既然你有这个打算，就要早点儿做准备。

卡瓦：是啊，我已经向几个读研的师兄师姐请教过了，他们也都非常支持我。

谢芳：你有这样的目标非常好，不过一定要努力才能实现。

卡瓦：放心吧，我会加油的。

（二）短文

卡瓦刚刚接到家里的电话，她的父亲前天突然心动过速、血压升高，被送进了医院。卡瓦的父亲有高血压、冠心病，还有慢性肾炎。高血压到现在已经三四年了，一直在吃降压药。这次住院，还没有查出具体原因，医生说可能是电解质紊乱引起的。目前，卡瓦的母亲和妹妹正在医院照顾父亲。听到父亲住院的消息，卡瓦特别着急，真想立刻飞回去。对卡瓦来说，在国外生活，遇到的最大的困难就是牵挂自己的家人。原来卡瓦打算读研，现在她得好好考虑一下这个计划了。

四、注释 Notes

一、能愿动词：会/想/要/能/得（děi）

卡瓦，好久不见了，假期过得怎么样？

"能愿动词"也就是汉语中的"助动词"。

"会"、"能"表示有可能实现；"想"、"要"表示做事的意愿；"得（děi）"表示做事的必要。

（1）明天你会来吗？

（2）这件事情我能办成。

（3）我这个暑假要去北京旅游。

（4）下课后，我想去找我的同学聊天。

（5）要取得好成绩，就得努力学习。

注意：在有能愿动词的否定句中，否定词"不"应加在能愿动词前。但"得"的否定形式是"无须"或"不用"，不能说"不得"。

二、既然……就……

既然你有这个打算，就要早点儿做准备。

"既然"用在复句的前一个分句中，提出一个已成为现实的情况，后一分句根据这个前提推出结论。常和"就"、"也"、"还"连用。

（1）我既然要学汉语，就一定要努力学好。

（2）钱包既然丢了，着急也没用，以后一定要小心啊。

（3）既然你想继续深造，就要早点儿准备。

（4）你既然不舒服，就回宿舍休息一下吧。

三、动词+上

不但习惯了，而且已经爱上这里的生活了。

表示人或事物随动作从低处到高处。

（1）他背着行李爬上了十三楼。

动作的结果使事物的两部分合在了一起，有"合拢"的意思。

（2）走之前，记得把窗户关上，把门锁上。

表示动作有了结果。

(3) 我已经爱上她了，打算明年就跟她结婚。

(4) 我一来到成都就喜欢上了火锅。

表示达到了一定的目的。

(5) 他今年终于考上大学了。

(6) 等了很久才坐上公交车。

四、概数：三四年

高血压到现在已经三四年了，一直在吃降压药。

当所指的数目不确定时，可以用概数来表示。

可以用数词连用来表示。

(1) 今天教室里只有三五个人，不知道其他人都去哪儿了。

(2) 这个大教室可以坐七八十人呢。

一般还可以用"几"、"多"、"来"、"左右"、"上下"等来表示。

(3) 我呆在武汉十几年了。（前面数字只能是十的倍数）

(4) 这栋楼有三十多米高吧。（前面数字只能是十的倍数）

(5) 这个任务要十来天才能完成。（前面数字只能是十的倍数）

(6) 你这件衣服一百块钱左右吧。

(7) 我父亲跟你父亲年龄差不多吧，四十岁上下。

五、对……来说

对卡瓦来说，在国外生活，遇到的最大的困难就是牵挂自己的家人。

用来引出某人或某一集体对事物的看法或态度。

(1) 对麦克来说，HSK 考试很简单，因为他在中国生活十几年了。

(2) 对我来说，出国很容易。

表示从某种特定事物的角度出发，看待问题。

(3) 对我们的汉语学习来说，多听多说是非常重要的。

五、练习　Exercises

第一部分　听说练习
Part One　Listening and Speaking Exercises

一、听录音，判断对错。

1. 假期里全家人一起很热闹。　　　　　　　　　　（　　）
2. 师兄师姐们也希望我这样做。　　　　　　　　　（　　）
3. 我听到这个消息，很难过，像飞起来了一样。　　（　　）
4. 我父亲前天突然出现心动过速，但是血压是正常的。（　　）
5. 我还没决定是否要读研。　　　　　　　　　　　（　　）

二、听录音，选择正确答案。

1. A. 想家　　　　　　　　B. 想离开家
　　C. 不想离开家　　　　　D. 想回家　　　　　（　　）

2. A. 回国找工作　　　　　B. 读本科
　　C. 读研究生　　　　　　D. 回家　　　　　　（　　）

3. A. 回国　　　　　　　　B. 交很多朋友
　　C. 努力学习　　　　　　D. 读研究生　　　　（　　）

4. A. 心动过速　　　　　　B. 发烧感冒
　　C. 血压升高　　　　　　D. A 和 C　　　　　（　　）

5. A. 父母　　　　　　　　B. 母亲
　　C. 父亲　　　　　　　　D. 不知道　　　　　（　　）

6. A. 小儿科　　　　　　　B. 师兄师姐支持
　　C. 妇科　　　　　　　　D. 眼科　　　　　　（　　）

7. A. 他父亲病了　　　　　B. 他病了
　　C. 他想家了　　　　　　D. 他接到了家里的电话（　　）

8. A. 心动过速 　　　B. 电解质紊乱

　　C. 血压升高 　　　D. 冠心病 　　　　　　　　（　　）

9. A. 还要读 　　　　B. 不读了

　　C. 不知道 　　　　D. 他父母决定 　　　　　（　　）

10. A. 感兴趣 　　　　B. 眼科很难学

　　C. 眼科很好学 　　D. 相信自己能学好 　　　（　　）

三、遇到下列情况怎么说？（用能愿动词"会/想/要/能/得"）

1. 屋里太热了，你想请服务员把空调打开。

2. 你买了一幅画，想挂在屋子里，你怎么和家人商量挂在什么地方？

3. 你要买一个手机，让营业员拿给你看看。

4. 你去麦克家做客，很晚了，准备走的时候怎么说？

5. 你的同学要考试了，但是他很担心通不过，你怎么对他说？

第二部分　读写练习
Part Two　Reading and Writing Exercises

一、选词填空。

照顾　习惯　支持　实现　引起　准备　牵挂　考虑　打算　难过

1. 我已经_____大学的生活了。

2. 我非常_____我爸爸，不知道他身体好不好。

3. 她胃疼，_____去医院检查一下。

4. 我正在_____今天中午吃什么。

5. 马上要考试了，你_____得怎么样了啊？

6. 要_____目标，就必须努力。

7. 听说你要考研究生，我们都会_____你。

8. 她从前天到今天都在拉肚子，不知道是什么原因_____的。

9. 菲力没有通过考试，现在他很_____。

10. 我现在已经长大了，应该学会_____自己了。

| 张　封　斤　瓶　本　次　盒　位　把　节 |

1. 他刚跑完步，太渴了，一口气喝完了两_____水。

2. 麦克去医院检查身体，最后拿到了一_____报告单。

3. 我今天去医院看望生病的玛丽，带了五_____橘子。

4. 卡瓦今天收到了一_____从家里寄来的信。

5. 卡瓦买了三_____杂志。

6. 今天上午我们有三_____课。

7. 他从实验室拿来一_____手术刀。

8. 从四川大学来了一_____汉语老师。

9. 医生给她开了两_____药。

10. 那个病人昨天被抢救了三_____。

二、完成句子。

1. | 离开　中国　的　舍不得　朋友　我 |

　　_____。

2. | 习惯　饭菜　的　我　这里　已经　了 |

　　_____。

3. | 卡瓦　打算　回国　原来　早点 |

　　_____。

4. | 向　老师　我　问题　请教 |

　　_____。

5. | 病　可能　是　他的　喝凉水　引起的 |

　　_____。

三、完成会话。

1. A：汉语最难学的不是语法，是词语的用法。

   B：当然。_____。（不过）

2. A：昨天我做了一台手术，用了 10 个小时。

   B：这么长时间啊，_____。（又……又……）

3. A：这种颜色的你喜欢吗？

   B：_____。（一点也 / 都 + 不）

4. A：你今年参加高考了吧，你觉得自己考得怎么样啊？

   B：_____。（动词 + 上）

5. A：你怎么来这么晚啊？

   B：不好意思，我_____，但是在路上车坏

   了。（一……就……）

四、排列顺序。

1. A：还是去广州吧

   B：但是现在觉得北方冬天天气太冷了

   C：这个寒假我原来想去北京旅游的

   _____

2. A：就要努力学习

   B：不能总是想着玩儿

   C：你既然选择了学医

   _____

3. A：不然遇到危险就不好了

   B：爬山是一项很好的健身项目

   C：不过在爬山时要注意安全

   _____

4. A：她各门功课都很好

　　B：语文尤其突出

　　C：卡瓦是我们班最优秀的学生

　　_____

5. A：但是为了学习

　　B：卡瓦现在虽然很想念父母

　　C：今年寒假她还是不能回国。

　　_____

五、综合填空。

变魔术

　　爸爸带着三岁的儿子①_____火车去看奶奶。在火车上，儿子喜欢把头伸到窗外去。爸爸对儿子说："儿子，小心点儿，别②_____头伸到窗外去。"可是男孩儿不听爸爸的话，还是把头伸到窗外。这时爸爸悄悄把儿子的帽子摘了③_____，放在自己身后，然后对儿子说："你看，风把你的帽子刮④_____了。"儿子急得哭了，哭⑤_____要他的帽子。

　　爸爸说："好，你对⑥_____窗口吹一口气，帽子就回来了。"

　　儿子就对着窗口吹了一口气，爸爸很快把帽子戴到他的头⑦_____。

　　儿子笑了，他想，这太有意思了，就一下子把爸爸的帽子摘了下来，扔到车窗外边⑧_____了，然后高兴地对爸爸说："爸爸，快！现在该你吹气了。"

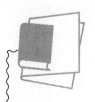

医学常识
Medical knowledge

电解质紊乱

电解质紊乱是很多病变的表现，心脏病和高血压都可能导致电解质紊乱。电解质紊乱可能使体内的重要离子异常增高或降低，从而直接影响心脏电机械功能和心肌正常代谢，从而导致心力衰竭。临床上常见的水和电解质代谢紊乱主要有高渗性脱水、低渗性脱水、等渗性脱水、水肿、水中毒、低钾血症和高钾血症。

在进行液体疗法治疗时，要注意观察患者的神志、心肺功能和皮肤弹性的改变。如果液体疗法有效，患者补液后将神志清楚，心肺功能好转，皮肤弹性增加；若患者补液后意识障碍加重，心肺功能异常，皮肤出现水肿，则可能补液量过大或滴得过快，也可能因为水、电解质、酸碱紊乱加重从而引起病情加重，应及时调整补液速度、补液量及补液成分。

第二课

学校后天就要放暑假了

语言点	功能/情景	汉字书写
1. 就要/快要/要/快……了 2. 连……也/都…… 3. 当……时/的时候 4. 为了……	在阅览室门口 1. 表达询问、同意 2. 解释问题	重 毒 咽 喉 咳 嗽 调 患 唾 病 蝙 蝠 感 染

一、热身　Warm-up

xìjūn
细菌
bacterium

qiújūn
球菌
coccus

gǎnjūn
杆菌
bacillus

luóxíngjūn
螺形菌
spirillar bacterium

bìngyuánjūn
病原菌
pathogenic bacterium

zhēnjūn
真菌
fungus

二、词语　New Words

1. 不过	（连）	bùguò	but
2. 鼻子	（名）	bízi	nose
3. 通	（动）	tōng	open up
4. 实在	（副）	shízài	really
5. 恐怕	（副）	kǒngpà	perhaps; probably
6. 收拾	（动）	shōushi	pack (luggage)
7. 行李	（名）	xíngli	luggage
8. 力气	（名）	lìqi	physical strength
9. 篇	（量）	piān	piece of articles
10. 报道	（名）	bàodào	news report
11. 发现	（动）	fāxiàn	find out
12. 病毒	（名）	bìngdú	virus
13. 咽喉	（名）	yānhóu	throat
14. 疼痛	（形）	téngtòng	painful
15. 咳嗽	（动）	késou	cough
16. 症状	（名）	zhèngzhuàng	symptom
17. 肯定	（副）	kěndìng	definitely

18. 否则	（连）	fǒuzé	otherwise
19. 符合	（动）	fúhé	accord with
20. 开玩笑	（动）	kāiwánxiào	joke; make fun of
21. 估计	（动）	gūjì	estimate; reckon
22. 精神	（名）	jīngshen	vigor; vitality
23. 迟到	（动）	chídào	be late
24. 正好	（副）	zhènghǎo	happen to
25. 打印	（动）	dǎyìn	print
26. 文章	（名）	wénzhāng	article
27. 蝙蝠	（名）	biānfú	bat
28. 到处	（名）	dàochù	everywhere
29. 乱	（副）	luàn	disorderly
30. 经过	（介）	jīngguò	through; after
31. 调查	（动）	diàochá	investigate; survey
32. 由	（介）	yóu	by
33. 传播	（动）	chuánbō	spread (of the disease)
34. 通过	（介）	tōngguò	by means of
35. 空气	（名）	kōngqì	air
36. 唾液	（名）	tuòyè	saliva
37. 并且	（连）	bìngqiě	and; besides
38. 速度	（名）	sùdù	speed
39. 感染	（动）	gǎnrǎn	infect
40. 迅速	（形）	xùnsù	quick; rapid
41. 增加	（动）	zēngjiā	increase
42. 预防	（动）	yùfáng	prevent
43. 控制	（动）	kòngzhì	control

44. 来不及	（动）	láibují	there isn't enough time (to do sth.); it's too late
45. 由于	（介）	yóuyú	due to
46. 证实	（动）	zhèngshí	confirm
47. 导致	（动）	dǎozhì	lead to; bring about; result in
48. 呼吸道	（名）	hūxīdào	respiratory tract
49. 疾病	（名）	jíbìng	disease
50. 为了	（介）	wèile	for; in order to
51. 解决	（动）	jiějué	solve

专有名词　Proper Nouns

1. 马来西亚	（名）	mǎláixīyà	Malaysia
2. 马六甲	（名）	mǎliùjiǎ	Malacca
3. SARS（非典型性肺炎）	（名）	fēi diǎnxíngxìng fèiyán	Severe Acute Respiratory Syndrome

三、课文　Texts

（一）会话

（杜坤A和萨米尔B在阅览室门口。）

A：萨米尔，学校后天就要放暑假了。你想出去旅游吗?

B：想啊。不过我的感冒还没好，尤其是鼻子不通，实在很难受。现在我恐怕连收拾行李的力气都没有了。

A：是啊，你这次感冒确实挺严重的。对了，我刚看到一篇报道，最近发现了一种新病毒，被感染者会出现发烧、咽喉疼痛、咳嗽等跟感冒差不多的症状。

B：是吗? 什么病毒?

A：马六甲病毒。

B：怎么办? 我肯定是感染上马六甲病毒了，否则我的感冒怎么会这么严重呢?

A：不可能，你的感冒症状不符合马六甲病毒感染者的症状。

B：我开玩笑的。

A：估计你的感冒快要好了，你看，已经有精神开玩笑了。啊，我得走了，上课要迟到了。

B：我正好要去打印一篇文章，一起走吧。

（二）短文

　　2007 年 6 月，马来西亚南部马六甲州的一户人家正在看电视，一只蝙蝠突然飞了进来，在房间里到处乱飞了两三分钟后才出去。大概一个星期后，39 岁的父亲就开始出现严重的感冒症状，之后一周左右，两个孩子也出现了严重的感冒症状。经过调查，科学家们发现病毒是由蝙蝠传播的。这种病毒可以通过空气和唾液传播，并且速度很快。当感染的人群迅速增加时，想预防和控制就已经来不及了。由于这种病毒是在马六甲发现的，所以就叫马六甲病毒。

　　科学家证实，马六甲病毒能导致像 SARS 那样严重的呼吸道疾病。为了找到预防和治疗的方法，科学家们已经研究了很长时间，相信很快就会有解决的方法。

四、注释　Notes

一、就要/快要/要/快……了

学校后天就要放暑假了。

估计你的感冒快要好了。

上课要迟到了。

固定格式"就要……了"、"快要……了"、"要……了"、"快……了"，表示在很短的时间内将要出现某种情况，多用于口语。"就要……了"、"快要……了"比"要……了"、"快……了"表示的时间更加紧迫些。

(1) 就要下雨了，你赶紧把衣服收起来吧。

(2) 快要发工资了。

(3) 萨米尔要回国了，已经买好飞机票了。

(4) 快期末考试了，我一点准备都没有。

表示时间时，"就"有"立刻"、"马上"的意思，也可以不与语气助词"了"搭配使用。

(5) 别急，别急，我就来!

(6) 借你的自行车用一下，晚上就还给你。

"就要"、"就"前面可以有表示时间的状语。

(7) 汉语考试还差三分钟就开始了，杜坤怎么还不来呢?

(8) 玛丽三天内就花了 30 万块钱，真是太有钱了。

(9) 她 18 岁就结婚了。

(10) 杜坤感冒很严重，每隔三天就要到医院检查一次身体。

(11) 还有三天就要到春节了，学校却不放假。

"快"、"快要"前面一般不能有表示时间的状语，只能有表示结果的"已经"或"都"。

(12) 听到这个消息我太兴奋了，高兴得都快要跳起来了。

(13) 太阳都快落山了，你就别等她了，先回家吧。

(14) 都是快要做爸爸的人了，还看动画片。

(15) 已经快 30 的大男人了，该结婚了。

但是我们不能说，"你的电话卡下个星期一快要到期了"，一般说，"你的电话卡下个星期一就要到期了"。

二、连……也/都……

现在我恐怕连收拾行李的力气都没有了。

介词"连"与副词"都"、"也"搭配使用，出现在句子的话题对比焦点之前。此格式中，介词"连"后面引出对比话题，是叙述的重点所在。强调即使在一种极端的情况下，也会有某种结果出现，其他情况更是如此，含有"甚至"的意思。

(1) 连三岁小孩都懂的问题，你还拿来考他这个大学教授？

(2) 你怎么连成龙这样的功夫明星都不认识？

(3) 他玩电脑游戏的时候，连饭都不想吃。

(4) 我走了这么久，你连一个电话也没有给我打过。

用"连……也／都……"格式增强对比的力度，增加了话语的修辞意味。此格式中，介词"连"即使不出现，也能有同样的表达效果。

(5) 他看都不看我一眼，怎么可能喜欢我。

(6) 坐公共汽车的钱都没有，哪有钱买新衣服啊！

(7) 饭也没吃就去了机场接你，你看杜坤多关心你啊！

三、当……时／的时候

当感染的人群迅速增加时，想预防和控制就已经来不及了。

介词短语"当……时／的时候"，在句子中作时间状语，位于主句前，对句子、谓语成分或动词加以限制，起叙述作用，表示某一动作或情况发生的时间、条件或者伴随情况。句末经常有动态助词"了"，一般是对已经发生的事情进行叙述。

(1) 当你明白其中的道理时，后悔已经来不及了。

(2) 当我回到家乡的时候，姐姐已经结婚了。

(3) 当杜坤感冒很严重的时候，萨米尔一直在照顾他。

(4) 当杜坤正要出门时，突然下雨了。

四、为了……

为了找到预防和治疗的方法，科学家们已经研究了很长时间。

"为了"引导的介词短语作状语，表目的，位于主语之前或之后，对主语的行为进行解释和说明。

(1) 为了锻炼身体，杜坤每天坚持跑步。

(2) 为了练习太极拳，萨米尔每天都起得很早。

(3) 为了准备这次考试，玛丽已经一个月没有好好休息了。

(4) 为了孩子上学方便，他们在学校附近租了一套房子。

五、练习　Exercises

第一部分　听说练习
Part One　Listening and Speaking Exercises

一、听录音，判断对错。

1. 科学家发现病毒是由蝙蝠传播的。　　　　　　　　（　　）

2. 一两周以后，孩子并没有出现症状。　　　　　　　（　　）

3. 这种病毒只通过空气传播，但是传播速度非常快。　（　　）

4. 感染病毒的人很多，但是很快就控制住病毒的传播了。（　　）

5. 他感染了马六甲病毒。　　　　　　　　　　　　　（　　）

二、听录音，选择正确答案。

1. A. 本来不想去　　　　　　B. 感冒了
   C. 没地方玩　　　　　　　D. 回国了　　　　　　（　　）

2. A. 发烧　　　　　　　　　B. 咳嗽
   C. 咽喉疼痛　　　　　　　D. 胃痛　　　　　　　（　　）

3. A. 5个月后　　　　　　　B. 两三分钟后
   C. 一个星期后　　　　　　D. 39岁后　　　　　　（　　）

4. A. 空气　　　　　　　　　B. 唾液
   C. 血液　　　　　　　　　D. 空气和唾液　　　　（　　）

5. A. 呼吸道疾病　　　　　　B. 肠胃疾病
   C. 肺部疾病　　　　　　　D. 口腔疾病　　　　　（　　）

6. A. 三天　　　　　　　　　B. 五天
   C. 一周　　　　　　　　　D. 两个月　　　　　　（　　）

7. A. 一家人在医院看病的时候　B. 一家人看电视的时候
   C. 一家人洗澡的时候　　　　D. 一家人吃完饭的时候（　　）

8. A. 感冒　　　　　　　　B. 牙疼

　　C. 发烧　　　　　　　　D. 咳嗽　　　　　　　　（　　）

9. A. 通过空气和唾液传播　 B. 传播速度很快

　　C. 很难预防和控制　　　　D. 导致很多人死亡　　（　　）

10. A. 没有　　　　　　　　B. 很快就会找到了

　　C. 找到了　　　　　　　D. 还不知道　　　　　　（　　）

三、遇到下列情况怎么说?（用"就要/快要/要/快……了"）

1. 今天是 12 月 23 日，圣诞节是 12 月 25 日。

2. 卡瓦星期日回国，今天星期五了。

3. 老师说第 12 周考试，这周是第 11 周了。

4. 这本书一共 300 页，我已经看了 290 页了。

5. 从德国来的飞机晚上 7 点钟到，现在已经下午 6 点半了。

第二部分　读写练习
Part Two　Reading and Writing Exercises

一、选词填空。

| 严重　精神　导致　调查　预防　收拾　相信　解决　传播　打印 |

1. 昨晚睡得太晚了，早上起床后，一点_____也没有。

2. 医生说小张病得很_____，一定要小心。

3. 马六甲病毒能_____呼吸道疾病。

4. 经过一周的_____，科学家们终于发现了他得病的原因。

5. 我_____你父亲的病会很快好的。

6. SARS 的_____途径有很多，比如：空气、唾液等等。

7. 明天就要去旅行了，今晚得赶快_____行李。

8. 冬天的时候，我们一定要做好_____感冒的工作。

9. _____身体不好的最好方法就是多锻炼身体。

10. 这些资料是我在网上找的，刚刚_____出来。

二、完成句子。

1. | 的 是 她 我 跟 开玩笑 |

_____。

2. | 这篇 说 的 你 报道 是 |

_____。

3. | 导致 疼痛 咽喉 感冒 我 |

_____。

4. | 必须 解决 尽快 问题 这个 我们 |

_____。

5. | 速度 病毒 的 传播 快 很 |

_____。

三、完成会话。

1. A: 来中国以前你学过多长时间汉语？

B: _____。（连……都/也……）

2. A: 我去吃饭的时候，你在干什么？

B: _____。（当……时/的时候）

3. A: 你为什么学汉语？

B: _____。（为了……）

4. A: 我感冒了，应该注意些什么呢？

B: _____。（尤其）

5. A: 明天你能把所有的生词都记住吗？

B: _____。（恐怕）

四、排列顺序。

1. A：我喜欢吃烤鸭
   B：我现在已经习惯了中国的生活
   C：尤其是北京烤鸭

   _____

2. A：我们回家吧
   B：时间已经不早了
   C：否则就赶不上最后一班公共汽车了

   _____

3. A：并且跳到水里去救人
   B：他看到有人落水
   C：便喊了起来

   _____

4. A：不过不是很严重
   B：已经被送到医院了
   C：我的学生昨天出车祸了

   _____

5. A：先拖了下地
   B：然后又擦玻璃
   C：她回家后就开始收拾家务了

   _____

五、综合填空。

拔苗助长

　　以前，宋国有一个人，他①_____了很多稻子，但是他一直担心田里的稻子长不高，就天天到田里去看。看了好多天，稻子好像一点儿②_____没长高。他就很着急，自言自语说："我得想一①_____办法帮助它们快点长高。"

一天，他终于想④_____了一个办法，马上跑到田地里去，把全部稻子都一棵一棵地往⑤_____拔了一截，⑥_____早上一直忙到太阳落山，最后回家了。

他回到家后，⑦_____儿子说："今天我忙了一天，累得连吃饭的力气⑧_____没了，我都助田里的稻子长高了一大截。"儿子听后，跑到田地里一看，稻子全部枯死了。

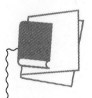

医学常识
Medical knowledge

流行性感冒

流行性感冒的病原体主要是一种造成人类及动物患流行性感冒的RNA病毒。流感病毒分为甲、乙、丙三型，其中甲型抗原极易发生变异，因此流感大流行均由甲型病毒引起。乙型和丙型二者均通过飞沫传播，呈局部小流行或散发。

在分类学上，流感病毒属于正黏液病毒科。大约有200种不同的病毒会引起感冒，它会造成急性上呼吸道感染，并借由空气迅速传播，世界各地常会有周期性的大流行。流感病毒引起的急性呼吸道传染病通过飞沫传播，与普通感冒有着本质上的不同，对人的健康危害很大。当感冒的病人咳嗽或者打喷嚏时，含有病毒的飞沫排放到空气中，因此感冒很容易从一个人传到另外一个人。

虽然人一年四季都可能受到流感病毒的攻击，但冬季是高发季节。只要进行适量运动，注意合理饮食，增强身体抵抗力，流感是完全可以预防的。同时多喝水并经常食用富含蛋白质、铁、锌及维生素A的食物，增强免疫力，抵制流感病毒。

第三课

是吃火锅让你拉的肚子

语言点	功能／情景	汉字书写
1. 比较句：A 跟 B 一样／不一样 2. 可能补语"了(liǎo)"：动词＋得／不＋了 3. 除了……（以外） 4. 让（兼语句）	在宿舍 1. 比较两物的异同 2. 解释原因	锅 辣 刺 激 脱 菌 腹 痛 餐

一、热身　Warm-up

pútáoqiújūn 葡萄球菌 staphylococcus	liànqiújūn 链球菌 streptococcus	fèiyánqiújūn 肺炎球菌 pneumococcus
dàchánggǎnjūn 大肠杆菌 E. coli	huòluànhújūn 霍乱弧菌 V. cholera	jiéhégǎnjūn 结核杆菌 mycobacterium tuberculosis
liúgǎngǎnjūn 流感杆菌 haemophilus influenzae	shǔyìgǎnjūn 鼠疫杆菌 yersinia pestis	lùnónggǎnjūn 绿脓杆菌 P. aeruginosa

二、词语　New Words

1. 无聊	（形）	wúliáo	boring
2. 抱歉	（形）	bàoqiàn	sorry
3. 感觉	（动）	gǎnjué	feel
4. 陪	（动）	péi	accompany
5. 奇怪	（形）	qíguài	strange; odd
6. 火锅	（名）	huǒguō	hotpot
7. 让	（动）	ràng	let; allow
8. 没事	（形）	méishì	all right; no problem
9. 当地	（名）	dāngdì	local place
10. 几乎	（副）	jīhū	almost; nearly
11. 顿	（量）	dùn	a measure word of meals
12. 辣	（形）	là	spicy
13. 胃肠	（名）	wèicháng	stomach and intestines

14. 适应	（动）	shìyìng	adapt
15. 而	（连）	ér	and that; moreover
16. 食物	（名）	shíwù	food
17. 刺激	（动）	cìjī	stimulate
18. 改变	（动）	gǎibiàn	change
19. 千万	（副）	qiānwàn	be sure to do something
20. 健康	（名）	jiànkāng	health
21. 不仅	（连）	bùjǐn	not only
22. 最好	（副）	zuìhǎo	had better
23. 以防	（连）	yǐfáng	in case
24. 生	（形）	shēng	raw; uncooked
25. 新鲜	（形）	xīnxiān	fresh
26. 腹部	（名）	fùbù	abdomen
27. 极其	（副）	jíqí	most; extremely
28. 危险	（形）	wēixiǎn	dangerous
29. 到底	（副）	dàodǐ	on earth; after all
30. 如何	（代）	rúhé	how
31. 首先	（副）	shǒuxiān	first of all; above all
32. 注意	（动）	zhùyì	pay attention to
33. 卫生	（名）	wèishēng	sanitation; health
34. 所有	（形）	suǒyǒu	all; total
35. 清洗	（动）	qīngxǐ	wash and clean up
36. 灭菌	（动）	mièjūn	sterilize

37. 高蛋白	（名）	gāodànbái	high protein
38. 动物	（名）	dòngwù	animal
39. 植物	（名）	zhíwù	plant; botany
40. 因此	（连）	yīncǐ	so; therefore; hence
41. 至少	（副）	zhìshǎo	at least
42. 持续	（动）	chíxù	continue; last
43. 其次	（副）	qícì	secondly; then
44. 生活用品	（名）	shēnghuó yòngpǐn	articles for daily use
45. 重要	（形）	zhòngyào	important; significant
46. 比如	（动）	bǐrú	for example; for instance
47. 餐具	（名）	cānjù	dinner service; dinner set
48. 毛巾	（名）	máojīn	towel
49. 水龙头	（名）	shuǐlóngtóu	(water) tap
50. 马桶	（名）	mǎtǒng	toilet; commode
51. 进行	（动）	jìnxíng	proceed; carry on

专有名词　Proper Nouns

沙门氏菌	（名）	shāménshìjūn	salmonella

三、课文　Texts

（一）会话

（周末一直在下雨，卡瓦来找古迪一起看电影。）

A：古迪，又下雨了。

B：是啊。今天的雨下得跟昨天一样大。

A：下雨天不能出去玩儿，挺无聊的。我们在宿舍看电影吧。

B：真抱歉，我今天拉肚子拉得很厉害，感觉不太舒服，恐怕不能陪你一起看了。

A：你昨天有没有吃什么奇怪的食物？

B：没有啊，就是和谢芳一起吃了火锅。

A：肯定是吃火锅让你拉的肚子。

B：不会吧，谢芳吃了以后怎么就没事儿呢？

A：谢芳是四川人，他们当地的饮食习惯跟我们不一样。四川人几乎顿顿都吃辣的，胃肠已经适应了，而你还不习惯吃辣的食物，胃肠受不了这样的刺激，当然就拉肚子了。

B：那我以后就改变自己的饮食习惯，多吃四川菜。

A：你千万别拿自己的健康开玩笑啊！如果吃了太多刺激性的食物，不仅不容易消化，还可能引起胃肠疾病。你去医院检查了吗?

B: 检查了。医生说我是急性胃肠炎,给我开了一些消炎药。

A: 除了吃药以外,最好多喝水,以防脱水,出现电解质紊乱。

（二）短文

2008年夏天,美国有几百人在生吃了新鲜的西红柿后,出现了发烧、拉肚子、腹部极其疼痛等症状。通过调查,发现这些人都感染了沙门氏菌。沙门氏菌是引起急性胃肠炎的主要原因,严重时还会有生命危险。

那么,到底该如何预防感染沙门氏菌呢?首先,生活中一定要注意饮食卫生。所有的食物都要清洗干净,高温灭菌。肉、蛋、奶等高蛋白动物性食物比植物性食物更容易感染沙门氏菌,因此这些食物一定要高温加热到至少80℃,并持续几分钟。其次,生活用品的消毒也很重要,比如餐具、毛巾、水龙头、马桶等,都需要经常进行消毒。

四、注释　Notes

一、比较句：A跟B一样／不一样

今天的雨下得跟昨天一样大。

他们当地的饮食习惯跟我们不一样。

"A跟B一样／不一样"结构一般用来表示比较的结果相同或不同。"一样"的后面一般加形容词或动词短语。

(1) 萨米尔跟我一样，都对眼科很感兴趣。

(2) 我的爱好跟他的不一样，我喜欢唱歌，他喜欢踢球。

(3) 杜坤跟萨米尔一样高。

"A跟B一样／不一样"结构还有其他格式，如"A和B一样／不一样"、"A同B一样／不一样"、"A与B一样／不一样"。

(4) 这件衣服和那件一样贵。

(5) 她同你一样喜欢吃四川菜。

(6) 我的兴趣跟玛丽的不一样。

二、可能补语"了（liǎo）"：动词＋得／不＋了

你还不习惯吃辣的食物，胃肠受不了这样的刺激。

"动词＋得／不＋了"结构的可能补语中，"了"本身不表示结果，整个"动词＋得／不＋了"结构表示：

某人主观上有（或没有）能力，有（或没有）条件允许某个动作实现或产生变化。

(1) 今天老师生病了，上不了口语课了。

(2) 这么多年过去了，我还是忘不了她。

(3) 放心吧，有姚明在，我们队一定能赢得了这场比赛。

(4) 不用担心，我能吃得了这些菜。

外部的客观因素或条件允许（或不允许）某个动作实现或产生变化。

(5) 从北京去美国的飞机票卖完了，玛丽回不了家了。

(6) 雨下得这么大，我们今天恐怕走不了了。

(7) 这么一点儿工作，我们三个人做得了。

(8) 东西很轻，我一个人拿得了。

三、除了……（以外）

除了吃药以外，最好多喝水。

"除了"表示"不在某一计算范围之内"，后面的宾语可能是名词或名词短语、代词、动词或动词短语、形容词或形容词短语以及主谓短语等，常与"以外"等搭配，构成"除了……以外（之外、外）"的格式。有排除式和包容式两种格式：

排除式："除了"之后的宾语一般是被排除的特殊的事物，后一分句常有"……都／全"与之呼应。

(1) 除了玛丽没来上课之外，其他的学生都来了。

(2) 除了麦克，大家都很喜欢杜坤。

(3) 除了上网，他什么都不做。

例句中的"玛丽"、"麦克"、"上网"都是被排除的对象，不包括在后一分句所叙述的对象范围内。

包容式："除了"后面的宾语所表示的事物包括在后一分句所陈述的内容范围内，后一分句常有"……还／也"与之呼应。

(4) 除了杜坤，萨米尔也想读研究生。

(5) 除了学习，玛丽还要工作。

(6) 除了数学考了一百分，她的英语和生物也考了一百分。

四、让（兼语句）

肯定是吃火锅让你拉的肚子。

所谓兼语句是指谓语由一个动宾短语和一个主谓短语嵌套而成，动宾短语的宾语兼做主谓短语的主语的句子。

兼语句的基本结构是：S（主语）＋动词₁＋兼语＋动词₂

兼语句中的第一个动词（让、请、要、叫、使……）能促使它们的宾语发出第二个动作。

(1) 公司派我来中国留学（"我"是动词"派"的宾语，也是"来中国留学"的主语）。

(2) 老师让我放学后留下来。

(3) 你要他不要再喝酒了。

(4) 他的话使我很生气。

否定词及助动词一般放在第一个动词之前。

(5) 妈妈不让我去公园玩。

(6) 老师一定要请我去她家吃饭。

表示阻止意义的"别"、"不要"等否定词可以放在第二个动词之后，但是表达的意义不同。

(7) 你让他不要再喝酒了。

(8) 你不要让他再喝酒了。

前一句是"他"要喝酒，重点在于"让他"停止喝酒这一行为。后一句是"他"可能要喝酒，也可能不喝酒，重点在于要停止"你让他"喝酒这一行为。

五、练习　Exercises

第一部分　听说练习
Part One　Listening and Speaking Exercises

一、听录音，判断对错。

1. 我经常吃辛辣的食物。　　　　　　　　　　　　　　　（　　）

2. 拉肚子的时候，不要多喝水，不然会出现电解质紊乱。（　　）

3. 你不能拿自己的健康开玩笑。　　　　　　　　　　　　（　　）

4. 得了急性胃肠炎，很可能是感染了沙门氏菌。　　　　　（　　）

5. 四川人几乎每顿饭都吃辣的。　　　　　　　　　　　　（　　）

二、听录音，选择正确答案。

1. A. 肚子疼　　　　　　　　B. 拉肚子

   C. 肚子疼，而且拉肚子　　D. 他没生病　　　　　　（　　）

2. A. 吃太多的食物　　　　　B. 吃刺激性的食物

   C. 吃不容易消化的食物　　D. ABC　　　　　　　　（　　）

3. A. 可以避免胃肠炎　　　　　B. 没有生命危险

　　C. 可以治疗胃肠炎　　　　　D. 可能引起急性胃肠炎　　（　　）

4. A. 低蛋白动物性食物　　　　B. 高蛋白植物性食物

　　C. 低蛋白植物性食物　　　　D. 高蛋白动物性食物　　（　　）

5. A. 两天的雨一样大　　　　　B. 今天的雨比昨天的大

　　C. 今天的雨比昨天的小　　　D. 今天的雨没有昨天的大　（　　）

6. A. 打篮球　　　　　　　　　B. 在宿舍

　　C. 看电影　　　　　　　　　D. 吃火锅　　　　　　　（　　）

7. A. 她喜欢吃辛辣的食物　　　B. 她适应了辛辣的食物

　　C. 辛辣的食物对她没有刺激　D. 她只能吃辛辣的食物　　（　　）

8. A. 多吃火锅不能更快地适应辛辣的食物

　　B. 多吃火锅能更快地适应辛辣的食物

　　C. A 的心情很不错

　　D. A 很爱开玩笑　　　　　　　　　　　　　　　　　　（　　）

9. A. 上吐下泻　　　　　　　　B. 出现脱水

　　C. 体温升高　　　　　　　　D. 肚子疼　　　　　　　（　　）

10. A. 生活用品　　　　　　　　B. 食物

　　C. 餐具、毛巾、马桶、水龙头　D. A、B 和 C　　　　　（　　）

三、遇到下列情况怎么说？（用"动词＋得／不＋了"）

1. 打篮球时，脚受伤了，不能去上课了，你打电话跟老师请假，怎么说？

2. 朋友请你去参加一个联欢会，你有事不能去，你怎么跟朋友说？

3. 去超市买了很多东西，下出租车后，正好看见卡迪了，你怎么请他帮你提东西？

4. 明天你要陪卡迪一起去北海公园，他要七点出发，但你不想那时起床，怎么跟他商量？

5. 刚学了一篇课文，生词太多了，你不明白课文的意思，怎么让老师再讲一遍？

第二部分　读写练习
Part Two Reading and Writing Exercises

一、选词填空。

抱歉　比如　以防　持续　让　陪　奇怪　清洗　刺激　进行

1. 我对中国的传统艺术很感兴趣，_____京剧、书法、剪纸等。

2. 他的感冒_____了两个星期。

3. 我对自己这次犯的错误感到非常_____。

4. 昨天晚上家里停电了，电视看不了，小王就_____我去看电影了。

5. 出门坐公交车的时候，一定要把钱包和手机放好，_____丢失。

6. 昨天在车站的时候真倒霉，_____一辆出租车给撞了一下。

7. 真_____，你晚上一个人在家怎么不开灯呢。

8. 喝完咖啡记得要把杯子_____干净。

9. 这个姑娘一定受_____了，不然精神怎么这么差。

10. 现在体育馆里正在_____篮球比赛。

二、完成句子。

1. | 我的　考试　成绩　她的　跟　好　一样 |

_____。

2. | 我　适应　不　还　气候　这里的 |

_____。

3. | 千万　做　不要　你　这样 |

_____。

4. | 开　医生　给　他　药　一些　了 |

_____。

5. | 他 | 她 | 有 | 比 | 经验 | 更 |

_____。

三、完成会话。

1. A：班长，明天有谁愿意去参观颐和园？

　　B：_____。（除了……以外）

2. A：加油啊，我们快要到目的地了！

　　B：_____。（动词＋得／不＋了）

3. A：我们这次去北京是坐火车还是坐飞机呢？

　　B：_____。（最好）

4. A：你什么时候开始肚子疼的？

　　B：_____。（在……以后）

5. A：下课了你为什么还不去吃饭呢？

　　B：_____。（让）

四、排列顺序。

1. A：还送了她一个小礼物

　　B：老师不仅表扬了她

　　C：这次她通过了 HSK 八级考试

_____

2. A：而他却误会了我的意思

　　B：我本来是跟他开玩笑的

　　C：真的生气了

_____

3. A：首先，自己要有一定的汉语水平

　　B：要是你想申请孔子学院奖学金

　　C：其次，要经过自己学校的同意

_____

4. A：慢慢就会有疼痛的感觉

    B：严重时还会有生命危险

    C：这种病一开始没有什么感觉

    _____

5. A：并且还要按时完成

    B：做事情要先有个计划

    C：接着就应该实践

    _____

五、综合填空。

邯郸学步

从前，燕国有一个少年，听说赵国邯郸人走路的样子很美，就想①_____邯郸学习走路。

这个少年②_____了邯郸后，看见这里的人走路的样子确实好看，③_____自己家乡的人走路大不一样，好看多了。他就打算好好地学。学习了几天④_____，发现自己总是学得不像。他想来想去，是自己太习惯原来的走路方法了，于是他⑤_____自己忘记了原来的走路方法，开始一步一步地学习邯郸人的走路方法。

他学得⑥_____辛苦，每走一步都要想很久，自己特别紧张，后来发现自己学⑦_____了。最后，不但没学会邯郸人的走路方法，⑧_____自己原来怎么走路也忘记了，不得不爬回自己的家乡。

后来，中国人用"邯郸学步"来指那些学习别人优点不成功，结果把自己原来会的东西也忘了的人。

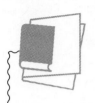

医学常识
Medical knowledge

急性胃肠炎

　　急性胃肠炎是由于饮食不当或食进含有病原菌及其毒素的食物，引起胃肠道粘膜的急性炎症改变。夏、秋两季发病率较高，无性别差异，一般潜伏期为12—36小时。沙门氏菌是引起急性胃肠炎的主要病原菌，其中以鼠伤寒沙门氏菌、肠炎沙门氏菌、猪霍乱沙门氏菌、鸡沙门氏菌、鸭沙门氏菌较为常见。

　　急性胃肠炎主要临床表现为：恶心、呕吐、腹痛、腹泻、发热等，严重者可致脱水、电解质紊乱、休克等。病人多表现为恶心、呕吐在先，继以腹泻，每日3—5次甚至数十次不等。患者大便多呈水样，深黄色或带绿色，恶臭，可伴有腹部绞痛、发热、全身酸痛等症状。

　　急性期病情较重的患者应禁食，病情较轻的可饮糖盐水，纠正水盐代谢紊乱。病情缓解后，首先试食流质饮食，注意饮食清洁，禁食生冷食物。患者恢复后饮食要规律，避免暴饮暴食，避免吃过硬、过酸、过辣、过咸、过热、过冷及过分粗糙的食物，减轻胃肠负担。

第 四 课

即使住院，也要坚持学习

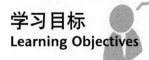

学习目标
Learning Objectives

语言点	功能/情景	汉字书写
1. 复合趋向补语"起来"、"过来"、"下来"、"下去"的引申义	在教室 1. 谈论（病情）严重性 2. 表达人体器官对身体的作用	脾 破 裂 切 撞 剧 烈 伤 输 商 量
2. 形容词＋地＋动词（状语和"地"）		
3. 幸亏……不然……		
4. 形容词重叠		
5. 即使……也……		

一、热身　Warm-up

pí zhǒngdà 脾肿大 splenomegaly	píqiēchú shù 脾切除术 splenectomy	miǎnyì xìtǒng 免疫系统 immune system	fùqiāng chuāncì 腹腔穿刺 abdominocentesis
jíxìng nèichūxuè 急性内出血 acute internal hemorrhage	dīxuèyā 低血压 hypotension	bǎopí zhìliáo 保脾治疗 splenic preservation	

二、词语　New Words

1. 脾脏　　　（名）　pízàng　　　　spleen

2. 破裂　　　（动）　pòliè　　　　rupture

3. 刚刚　　　（副）　gānggāng　　just now; right now

4. 接受　　　（动）　jiēshòu　　　receive

5. 切除　　　（动）　qiēchú　　　remove; resect

6. 发生　　　（动）　fāshēng　　　happen; take place

7. 交通事故　（名）　jiāotōng shìgù　traffic accident

8. 撞　　　　（动）　zhuàng　　　bump

9. 剧烈　　　（形）　jùliè　　　　acute; severe

10. 当时　　　（名）　dāngshí　　at that time; just at that moment

11. 赶紧　　　（副）　gǎnjǐn　　　hurriedly; immediately

12. 外伤　　　（名）　wàishāng　　trauma

13. 情况　　　（名）　qíngkuàng　situation; state

14. 不得不　　（副）　bùdébù　　　have to

15. 输血　　　（动）　shūxuè　　　blood transfusion

16. 过来		guòlái	used after a verb to indicate from a bad, negative state return to a good, positive state
17. 幸亏	（副）	xìngkuī	fortunately; luckily
18. 及时	（副）	jíshí	timely; in time
19. 不然	（连）	bùrán	or else; if not so; otherwise
20. 后果	（名）	hòuguǒ	consequence; aftermath
21. 时机	（名）	shíjī	opportunity
22. 暂时	（名）	zànshí	for the moment
23. 呆	（动）	dāi	stay
24. 允许	（动）	yǔnxǔ	permit; allow
25. 普通	（形）	pǔtōng	ordinary; common
26. 难过	（形）	nánguò	unhappy; sad
27. 终于	（副）	zhōngyú	finally; at last
28. 担心	（动）	dānxīn	worry; feel anxious
29. 关于	（介）	guānyú	about
30. 解释	（动）	jiěshì	explain
31. 稍微	（副）	shāowēi	slightly; a little bit
32. 影响	（动）	yǐngxiǎng	affect
33. 免疫	（动）	miǎnyì	immune
34. 器官	（名）	qìguān	organ
35. 然而	（连）	rán'ér	but; however

36. 随着	（动）	suízhe	along with
37. 逐渐	（副）	zhújiàn	gradually; little by little
38. 部分	（名）	bùfen	part (of)
39. 代替	（动）	dàitì	substitute for; replace
40. 调养	（动）	tiáoyǎng	take good care of
41. 大约	（副）	dàyuē	about; approximately
42. 害怕	（动）	hàipà	be afraid of; scare; fear
43. 落下	（动）	làxià	fall behind
44. 功课	（名）	gōngkè	schoolwork
45. 商量	（动）	shāngliang	discuss; consult
46. 共同	（副）	gòngtóng	together
47. 补习	（动）	bǔxí	make up a missed lesson
48. 负责	（动）	fùzé	be responsible for; be in charge of
49. 详细	（形）	xiángxì	detailed
50. 关心	（动）	guānxīn	be concerned with; care for
51. 鼓励	（动）	gǔlì	encourage
52. 使	（动）	shǐ	make; force; cause
53. 暖	（形）	nuǎn	warm
54. 即使	（连）	jíshǐ	even if; even though
55. 坚持	（动）	jiānchí	insist on; stick to

三、课文　Texts

（一）会话

（上课以前，杜坤替萨米尔向老师请假……）

A：老师，萨米尔让我替他请个假，他可能两三个星期都不能来上课了。

B：萨米尔怎么了？

A：他脾脏破裂，昨晚刚刚接受了脾切除手术。

B：他发生交通事故了吗？

A：没有。昨天下午踢足球的时候，他被撞倒了，左上腹很快就剧烈地疼了起来。

B：那应该马上去医院！

A：是啊，当时我们就赶紧把他送到医院，做了检查后才发现他是因为外伤引起了脾破裂。由于破裂的情况比较严重，医生不得不给他做了切除手术，还给他输了血，才抢救过来。

B：真危险啊！幸亏你们及时把他送到了医院，不然后果就太可怕了。

A：可不是嘛。脾破裂后，抢救的时机很重要，如果晚了，就可能有生命危险。

B：现在萨米尔怎么样了？

A：他的手术很成功，不过暂时还要在重症监护室
（ICU）里呆几天，现在还不允许进去看他。

B：等他转到普通病房时，我们就一起去看他吧！

A：好的。

（二）短文

听到萨米尔手术的消息，杨老师和同学们都感到
十分难过。今天早上，萨米尔终于从重症监护室转
到普通病房了，大家都来医院看他。杨老师担心脾
切除后会影响萨米尔的正常生活。关于这个问题，
医生解释说，脾切除以后，萨米尔的免疫力会稍微
受到一点儿影响，因为脾脏是人体最大的免疫器
官。然而，脾并不是唯一的免疫器官，随着身体免
疫系统的逐渐恢复，部分免疫功能会被其他免疫器
官代替，所以手术后多多调养，身体就会慢慢好起
来的。

因为要住院大约三个星期，萨米尔害怕会落下很
多功课。杜坤让萨米尔放心，他和几个同学已经商
量好了，共同为萨米尔补习，每人负责一门功课。

上课的时候，他们把老师讲的内容详细地记下来。等萨米尔的身体一恢复，就开始为他补习。同学们的关心和鼓励使萨米尔感到心里暖暖的，即使在住院，他也一定要坚持学习。

四、注释　Notes

一、复合趋向补语"起来"、"过来"、"下来"、"下去"的引申义

动词＋起来：表示某个动作行为开始并继续。

他被撞倒了，左上腹很快就剧烈地疼了起来。

（1）菜市场渐渐热闹了起来。

（2）马上就要考试了，同学们都紧张了起来。

动词＋过来：事物或事情的发展由不正常或消极的状态重新回到正常或积极的状态。

医生不得不给他做了切除手术，还给他输了血，才抢救过来。

（3）经过医生的抢救，萨米尔醒过来了。

（4）他把坏习惯改过来了。

动词＋下来：表示动作完成，有时兼有使事物固定下来，不再变动的意思。

上课的时候，他们把老师讲的内容详细地记下来。

（5）前面的汽车停下来了。

（6）请大家把黑板上的句子写下来。

（7）那本书你买下来了吗？

动词＋下去：表示已经开始的动作仍然将继续进行，强调动作的继续。

（8）你们要鼓励他坚持学下去。

（9）这部电影没有意思，我不想看下去了。

二、形容词＋地＋动词

左上腹很快就剧烈地疼了起来。

形容词作状语是否用"地"与其音节多少有关。单音节形容词作状语，一般不用"地"；双音节形容词作状语，一般情况下也可以不用"地"，但用"地"能加强语气，增强描写作用。

(1) 快走，不然就要迟到了。

(2) 玛丽大叫一声，吓了我一跳。

(3) 你要努力（地）学习，将来做一个有用的人。

(4) 她明确（地）表示不愿意去美国学习。

当描写已经发生的、重复发生的动作行为或表达心理情感时，形容词后面一般用"地"。

(5) 我清楚地记得我来过这个地方。

(6) 老师给我详细地讲解了三遍，我才明白过来。

(7) 古迪高兴地告诉我，她妈妈就要来中国看她了。

(8) 姐姐生气地走了。

形容词的重叠式，用不用"地"是自由的，但如果修饰的是单音节动词，一般要用"地"。

(9) 我要先舒舒服服（地）睡上一觉，这几天实在太累了。

(10) 今天我们高高兴兴（地）玩上一天，工作明天再做也可以。

(11) 她轻轻地说："要我帮你吗？"

(12) 玛丽甜甜地笑了。

三、幸亏……不然……

幸亏你们及时把他送到了医院，不然后果就太可怕了。

"幸亏"，副词，与"不然"组合，表示由于某种有利条件而侥幸避免了不良后果。一般用在主语前。

(1) 幸亏抢救及时，不然病人会有生命危险。

(2) 幸亏我们出发得早，不然就迟到了。

四、形容词重叠

手术后多多调养，身体就会慢慢好起来的。

汉语中有部分形容词可以重叠，表示程度加深，重叠后的形容词具有较强的描写性，因此不能受程度副词的修饰。

（1）玛丽有大大的眼睛，长长的头发。

形容词重叠分单音节词的重叠和双音节词的重叠：

1. 单音节形容词，重叠形式为 AA：

（2）小珍妮大大的眼睛，红红的脸蛋，真是可爱极了。

（3）他慢慢地走了过来。

（4）牛奶甜甜的，很好喝。

2. 大部分双音节形容词的重叠形式为 AABB：

（5）杜坤把教室打扫得干干净净。

（6）妈妈希望卡尔在中国快快乐乐地学习。

双音节状态形容词的重叠形式为 ABAB：

（7）他的运动鞋总是雪白雪白的，特别干净。

（8）外面的树都是笔直笔直的。

另外，当形容词按照动词重叠形式重叠为 ABAB 时，形容词本身的性质已经发生了变化，带有了动词性，即由一种性质状态变为了一个过程，表示的意义是"使……怎么样"。

（9）好久没住人了，今天我要让房间干净干净。

（10）干完了一天的活儿，我要躺在床上舒服舒服。

五、即使……也……

即使在住院，他也一定要坚持学习。

"即使……也……"构成假设让步复句，前后两部分指有关的两件事，前一部分常表示一种假设情况，后一部分表示结果或结论不受这种情况的影响。

（1）即使有再大的困难，我们也要把汉语学好。

（2）即使下再大的雨，我也不会走，我要留下来等玛丽。

让步从句也可以省略"即使"，只用"也"引导主句，表达同样的意思。

(3) 孩子不听话，你也不能打他，应该好好教育他。

(4) 你不回答我，我也知道你心里在想什么。

六、不得不

由于破裂的情况比较严重，医生不得不给他做了切除手术。

"不得不"表示很无奈，没有其他的办法或选择，必须这样做，相当于"只好"、"只能"。

(1) 父母不同意麦克和玛丽结婚，他们不得不分手了。

(2) 男朋友不喜欢她胖胖的身材，她不得不减肥。

(3) 玛丽旅游时丢了护照，她不得不回国重新办理。

七、受到

萨米尔的免疫力会稍微受到一点儿影响。

"受到"有"得到"、"遭受或遭遇"义。指句子的主语被外部条件或因素施加了某种影响，产生的结果可能是积极的，也可能是消极的。

(1) 北川人民在"5·12"地震中受到了巨大的损失。

(2) 她上课总是迟到，常常受到老师的严厉批评。

(3) 商店送货上门的服务受到大家的热烈欢迎。

(4) 麦克经常帮助同学们，他的行为受到了学校的表扬。

八、随着

随着身体免疫系统的逐渐恢复，部分免疫功能会被其他免疫器官代替。

"随着"，一般置于句首或名词、名词性短语、动词、动词性短语前面，表示由于某一情况的发展，另一情况也跟着发生相应的变化。

(1) 人们随着悠扬的音乐声快乐地跳起舞来。

(2) 随着生产的快速发展，我们的任务比以前多了不少。

(3) 随着日子一天天过去，麦克渐渐忘了她，忘了她留给他的伤痛。

五、练习　Exercises

第一部分　听说练习

Part One　Listening and Speaking Exercises

一、听录音，判断对错。

1. 杜坤脾脏破裂，昨天晚上做了脾切除手术。　　　（　　）

2. 萨米尔的脾脏破裂了，被送到医院了。　　　（　　）

3. 脾破裂后，抢救的时机不重要。　　　（　　）

4. 萨米尔脾脏破裂的情况很严重，医生们给他做了脾切除手术。　（　　）

5. 萨米尔经过一段时间调养，会好起来的。　　　（　　）

二、听录音，选择正确答案。

1. A. 两个星期　　　　　　　B. 三个星期

　　C. 两个或三个星期　　　　D. 不知道　　　　　　（　　）

2. A. 头　　　　　　　　　　B. 手

　　C. 左上腹　　　　　　　　D. 右上腹　　　　　　（　　）

3. A. 内伤　　　　　　　　　B. 外伤

　　C. 踢足球　　　　　　　　D. 车祸　　　　　　　（　　）

4. A. 幸福　　　　　　　　　B. 幸运

　　C. 幸好　　　　　　　　　D. 高兴　　　　　　　（　　）

5. A. 脾切除会影响萨米尔对病毒的抵抗力

　　B. 脾切除会影响杜坤对病毒的抵抗力

　　C. 脾切除不会影响萨米尔对病毒的抵抗力

　　D. 脾切除会有一点儿影响到萨米尔对病毒的抵抗力　（　　）

6. A. 他出了车祸

　　B. 他踢球的时候脾受了伤

C. 他踢足球的时候撞倒了同学

D. 他踢足球的时候被撞倒了　　　　　　　　　　　（　　）

7. A. 好些了　　　　　　　　　B. 快出院了

C. 还很严重　　　　　　　　D. 医生没有说　　　　　（　　）

8. A. 抢救　　　　　　　　　　B. 测血压

C. 输血　　　　　　　　　　D. 做手术　　　　　　　（　　）

9. A. 他学习很努力　　　　　　B. 老师要求

C. 老师鼓励他好好学习　　　D. 他答应帮萨米尔补习　（　　）

10. A. 脾脏是唯一的免疫器官

B. 脾脏的免疫功能不能被其他的器官代替

C. 脾脏切除后，它的免疫功能不能恢复

D. 脾脏是人体内最大的免疫器官　　　　　　　　　（　　）

三、遇到下列情况怎么说？（用复合趋向补语"起来"、"过来"、"下来"、"下去"）

1. 你在中国学习汉语已经有一年了，明年还要在中国学习汉语。你怎么说？

2. 你给你的好朋友讲了一个笑话，讲完后，大家都笑了。你怎么说？

3. 昨天晚上你跟朋友去酒吧喝了很多酒，一直睡到今天下午两点。你怎么说？

4. 今天学习了50个生词，你都记在脑子里了。你怎么说？

5. 你忘记自己把钥匙放在哪里了，第二天想起放在包里了。你怎么说？

第二部分 读写练习
Part Two Reading and Writing Exercises

一、选词填空。

> 接受　允许　负责　鼓励　切除　撞　影响　抵抗　商量　关心

1.一般在春节这个节日里，大人们才_____孩子们放鞭炮。

2.如果萨米尔没有被_____倒，他可能就不会脾破裂了。

3.不好的生活习惯对身体的_____的确太大了，我以后一定会改正的。

4.昨天小李向我道歉了，我_____了他的道歉。

5.医生们认为这块组织必须_____，不然它会导致严重的感染。

6.老师们和同学们都很_____萨米尔的病情。

7.我经常_____他，说他一定可以把汉语学好。

8.我听医生说她的免疫系统不太好，_____病菌的能力很差。

9.这件事情应该怎么办，还需要跟经理_____。

10.每一节课都有一个人_____擦黑板。

二、完成句子。

1. 我　萨米尔　帮个忙　让　过来

_____。

2. 被　他　昨晚　车　撞得　很严重

_____。

3. 激动　告诉　这件事　她　地　我

_____。

4. | 人　骄傲　使　落后 |

_____。

5. | 有的学生　期末考试　考　害怕　不好 |

_____。

三、完成会话。

1. A：你答应她明天陪她去买电脑了吗？

　　B：她对电脑什么都不懂，_____。（不得不）

2. A：刚刚还是晴天，怎么突然下起雨来了？

　　B：这天气变化真快，_____。（幸亏……不然……）

3. A：我们再讨论讨论这个问题吧。

　　B：_____。（关于）

4. A：这种饼干你吃过吗？怎么样？

　　B：_____。（形容词重叠）

5. A：你觉得房子的价格会越来越高吗？

　　B：_____。（随着）

四、排列顺序。

1. A：刚刚还是最后一名

　　B：他在八百米的跑步比赛中跑得真快

　　C：现在已经是第二名了

_____

2. A：健康才是第一位的

　　B：然而我并不这样认为

　　C：很多人都认为金钱是最重要的

_____

3. A：最好先学好汉语

　　B：然后还得了解中医文化，这样才能感受到中医的奥秘

　　C：要想学好中医

　　_____

4. A：那么你就应该自己一个人考虑问题

　　B：如果你现在已经 18 岁了

　　C：不能总是问别人

　　_____

5. A：可是到了现在，烦恼越来越多

　　B：那时的生活没有压力，每天只知道玩儿

　　C：童年的生活是多么美好啊

　　_____

五、综合填空。

画蛇添足

　　从前，有三个人得①_____了领导的奖赏 —— 一瓶酒。三个人互相看了看，都觉得酒太少了，三个人不够喝，都想一个人②_____它全部喝③_____。其中一个人站出来说："我想了一个办法，我们三个人在地上比赛画蛇，谁先画完，这瓶酒就是谁的了。行不行？"大家都认为这个办法不错，就同意了。

　　于是，三个人就在地上画④_____了。其中一个人很快就把蛇画完了，看了看其他两个人，都还没画完。自己就给蛇又添了四只脚，然后，他拿起酒瓶就要喝。这时，另外一个人⑤_____画完了，赶紧⑥_____第一个人说："这瓶酒是我的，你不能喝，蛇本来是没有脚的，你怎么能给它添上脚呢？幸亏你给蛇添了四只脚，⑦_____我就喝不到酒了。"然后，第二个人就举起酒瓶，高兴⑧_____喝起酒来。而原先

那个人站在旁边感到很后悔。

后来，中国人用"画蛇添足"来说明，把事情做完就行了，不要自作聪明做多余的事情，这样反而不合适。

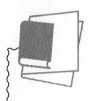

医学常识
Medical knowledge

脾破裂的诊断与治疗

腹部闭合性外伤时，脾脏最容易受到损伤而破裂。脾脏位于左季肋区，脾破裂患者腹痛的症状起初表现在左上腹，慢慢涉及全腹，但仍以左上腹最为严重。外伤性脾破裂常用的诊断方法为：诊断性腹腔穿刺、B超检查、CT检查、胸腹部X线检查等。脾破裂一经确诊，原则上应在抗休克的同时进行剖腹探查，切除脾脏。

脾脏是人体最大的外周淋巴器官。脾切除后机体免疫力将有所下降，免疫球蛋白与补体功能不足，导致巨噬细胞及多核白细胞移动缓慢，细菌的吞噬能力减弱，容易继发感染。因此脾切除后患者为防止感染，应适当锻炼，保证卫生条件。

第 五 课

真不知道怎么感谢你们才好！

语言点	功能/情景	汉字书写
1. 真不知道……才好 2. 非……不可 3. 形容词＋多了(程度补语，表示比较) 4. 无论……都(也)…… 5. 所＋动词＋的	在病房 1. 表达感激之情 2. 谈论病情和出院	救 腔 概 腹 愈 滤 胰 腺

一、热身　Warm-up

zhōngshū miǎnyì qìguān
中枢 免疫 器官
central immune organ

wàizhōu miǎnyì qìguān
外周 免疫 器官
peripheral immune organ

gǔsuǐ
骨髓
bone marrow

línbājié
淋巴结
lymph node

niánmó xiāngguān línbā zǔzhī
黏膜 相 关 淋巴组织
mucosa-associated lymphoid tissue, MALT

pífū xiāngguān línbā zǔzhī
皮肤 相 关 淋巴组织
skin-associated lymphoid tissue, SALT

二、词语　New Words

1. 功能　　　（名）　gōngnéng　　function
2. 愈合　　　（动）　yùhé　　　　heal up
3. 感谢　　　（动）　gǎnxiè　　　thank
4. 重新　　　（副）　chóngxīn　　again
5. 获得　　　（动）　huòdé　　　　gain; obtain
6. 救死扶伤　　　　　jiùsǐ fúshāng　heal the wounded and rescue the dying
7. 职责　　　（名）　zhízé　　　　duty; obligation
8. 其中　　　（代）　qízhōng　　　among
9. 戴　　　　（动）　dài　　　　　wear (hat, necklace, glasses)
10. 眼镜　　（名）　yǎnjìng　　　glasses
11. 关系　　（名）　guānxi　　　relationship
12. 一块儿　（副）　yīkuàir　　　together
13. 辅导　　（动）　fǔdǎo　　　　give guidance in study or training

14. 难怪	(副)	nánguài	no wonder that
15. 普通话	(名)	pǔtōnghuà	Mandarin Chinese
16. 流利	(形)	liúlì	fluent
17. 饮食	(名)	yǐnshí	diet
18. 方面	(名)	fāngmiàn	aspect; side
19. 关键	(名)	guānjiàn	key point
20. 补充	(动)	bǔchōng	supplement
21. 了解	(动)	liǎojiě	understand; know
22. 究竟	(副)	jiūjìng	actually; really (mostly used in an interrogative sentence)
23. 区别	(名)	qūbié	difference
24. 于是	(连)	yúshì	hence
25. 产生	(动)	chǎnshēng	bring about
26. 误会	(名)	wùhuì	misunderstanding
27. 实际	(副)	shíjì	actually
28. 概念	(名)	gàiniàn	concept
29. 淋巴	(名)	línbā	lymph
30. 过滤	(动)	guòlǜ	filter
31. 血液	(名)	xuèyè	blood
32. 调节	(动)	tiáojié	adjust
33. 无论	(连)	wúlùn	no matter what; regardless of
34. 差不多	(形)	chàbuduō	similar to
35. 包括	(动)	bāokuò	include; consist of

36. 大肠	（名）	dàcháng	large intestine
37. 肝脏	（名）	gānzàng	liver
38. 胰腺	（名）	yíxiàn	pancreas
39. 以	（介）	yǐ	according to
40. 看法	（名）	kànfǎ	idea; point of view
41. 无法	（动）	wúfǎ	unable; incapable
42. 重视	（动）	zhòngshì	pay great attention to
43. 仍然	（副）	réngrán	still
44. 证明	（动）	zhèngmíng	prove
45. 平时	（名）	píngshí	ordinary times
46. 瘦	（形）	shòu	(of meat) lean

三、课文　Texts

（一）会话

（早上，刘大夫来到萨米尔的病房……）

A：你好，萨米尔！

B：您好，刘大夫！

A：感觉怎么样？

B：好多了。我什么时候可以出院呢？

A：你的胃肠功能已经恢复了，伤口愈合得也不错。

　　根据这些情况，再过几天就可以出院了。

B：刘大夫，真不知道该怎么感谢你们才好！因为你们的治疗，我才重新获得了健康。

A：谢什么啊，救死扶伤是我们医生的职责。你该感谢你的同学们，幸亏他们那天及时把你送到了医院。其中有一位个子高高的，戴着眼镜的同学，他每天都来医院看你，你们的关系很好吧？

B：您说的是杜坤吧，他是我最好的朋友。我们总是一块儿学习，他还经常辅导我学汉语。这次出院以后，我非要好好谢谢他不可。

A：难怪你的普通话说得这么流利。

B：刘大夫，出院后我应该注意些什么呢？

A：你的脾切除了，要预防感染。另外，饮食方面，关键是补充营养。

B：那我还能踢球吗？

A：先不要做剧烈运动，等身体恢复好了再踢吧。

（二）短文

很多人因为不了解中医所说的脾和西医所说的脾究竟有哪些区别，于是就产生出很多误会。实际上，中医的"脾"和西医的"脾"是两个不同的概念。西医的脾就是脾脏，它是人体最大的淋巴器官，有过滤血液和调节免疫的功能。中医的脾无论是概念还是功能都和西医的不同。简单地说，中医的脾和西医的消化系统差不多，包括舌、牙、胃、小肠、大肠、肝脏、胰腺等。

以中医的看法，人没有了脾，他就无法活下去。因此，中医极其重视脾的健康。然而对西医来说，脾不是非要不可的，人没有脾，仍然可以活下去。研究证明，即使人体的脾脏被切除了，也不会影响平时的生活。不过，要注意饮食调养，补充蛋白质和维生素，应该多吃瘦肉、鸡蛋、蔬菜、水果等食物。

四、注释 Notes

一、真不知道……才好

刘大夫，真不知道该怎么感谢你们才好！

表示当遇到某种情况时，想不出合适的办法或不能决定该怎么做。"真不知道"的后边是带疑问代词的动词短语。

(1) 现在的电视节目太多了，真不知道看什么才好。

(2) 这些衣服都很漂亮，真不知道买哪件才好。

(3) 幸亏遇到你，不然真不知道该怎么办才好。

二、非……不可

这次出院以后，我非要好好谢谢他不可。

"非……不可"是用双重否定加强肯定语气的句式，意思是"一定"、"必须"这样做。"非"后面是强调的部分，多为动词，也可以是小句或指人的名词。常用于口语。

(1) 今天你非告诉我这件事不可。

(2) 这孩子非要去公园不可。

(3) 要学好汉语，非努力不可。

(4) 要做好这件事非你不可。

三、形容词 + 多了 (程度补语，表示比较)

好多了。

"多了"用于比较句形容词的后面，表示程度更深，可比较两个不同的人或事物的程度差别，也可用于比较同一人或事物自身的变化。

(1) 今天的天气比昨天暖和多了。

(2) 这个题目比那个题目难多了。

(3) 萨米尔的汉语说得比原来流利多了。

四、无论……都 (也) ……

中医的脾无论是概念还是功能都和西医的不同。

"无论……都 (也) ……"构成无条件复句，这种复句表示在任何条件下都会产生"都/也"引导的主句所说的结果。"无论"后面一般是三种形式，疑问代词表示"任何可能或情况"，动词 + 不/没 + 动词或者选择疑问句。

(1) 无论是刮风还是下雨，我都要去上课。

(2) 无论花多少钱，我也要买到这本书。

(3) 无论你同意不同意，我都要去留学。

此外，"不管 (不论) ……都……"等也可以引导无条件复句。

(4) 无论/不论/不管你说什么，我都不会相信。

五、难怪……

难怪你的普通话说得这么流利。

"难怪",语气副词,表示对事情已经有所了解或明白了原因,不再感到奇怪。用"难怪"的小句前或后常有说明真相的小句。

(1) 女朋友来看他了,难怪他今天这么高兴。

(2) 小鱼真是个又漂亮又聪明的女孩子,难怪那么多男孩子喜欢她。

(3) 难怪玛丽唱歌那么好听,原来她是个音乐家。

(4) 麦克吃的太多了,难怪他那么胖。

用作谓语的"难怪"是"难+怪","难"有"不应该"的意思,"怪"是"责怪"的意思,表示不应该责怪,有理解原谅的意思。

(5) 这也难怪,他都是七十岁的老人了,肯定跑不快呀。

(6) 他刚刚来到中国,对中国文化不了解,做错事情也难怪他。

六、以……

以中医的看法,人没有了脾,他就无法活下去。

"以"介词,有"按照"、"根据"的意思,表示动作行为的凭借或前提。与名词、代词、名词性短语构成介词结构,作状语。

(1) 以我的看法,玛丽不适合当医生。

(2) 以你的汉语水平,在泰国可以找到一个很好的工作。

(3) 以目前的情况来看,萨米尔的手术很成功。

七、所+动词+的

很多人因为不了解中医所说的脾和西医所说的脾究竟有哪些区别,于是就产生出很多误会。

结构助词"所"在及物动词前构成名词性的"所"字结构,这一结构一般用于书面语,在句中能充当各种成分。

(1) 我所做的一切事情都是为了让你开心。

(2) 玛丽对我们所讨论的问题没有兴趣。

(3) 我不明白你所说的话。

"所+动词"后面常加"的",用来修饰名词。被修饰的名词在意念上是"所"后面动词的受事。

"所＋动词"作定语时，在不影响表义清晰的情况下，常省略被修饰的词。这时"所＋动词"加"的"作为一个名词来使用。

(4) 你所说的我并不相信。

(5) 考试问题，正是大家所关心的。

此结构中的"所"一般可以省略，但用"所"字结构可以使语义表达流畅有力。

五、练习 Exercises

第一部分 听说练习
Part One Listening and Speaking Exercises

一、听录音，判断对错。

1. 你的胃肠道功能还没有恢复。　　　　　　　　　　　　（　　）

2. 在中医中，脾的重要作用是过滤血液和人体免疫。　（　　）

3. 在西医中，脾就是脾脏，它是人体唯一的淋巴器官。（　　）

4. 西医的消化系统不包括心脏。　　　　　　　　　　　（　　）

5. 在西医中，人没有脾，就无法活下去了。　　　　　（　　）

二、听录音，选择正确答案。

1. A. 住院了　　　　　　　B. 吃饭了

　　C. 受苦了　　　　　　　D. 出院了　　　　　　　（　　）

2. A. 过滤血液和运输营养　　B. 过滤血液和人体免疫

　　C. 运输营养和消化食物　　D. 运输营养和人体免疫（　　）

3. A. 脾对人体不重要

　　B. 人体不能没有脾脏

　　C. 除了脾，人还有其他的免疫器官

　　D. 脾对人体很重要　　　　　　　　　　　　　　　（　　）

4. A. 救活快要死的人　　　B. 救活死了的人

　　C. 照顾受伤的人　　　　D. A 和 C　　　　　　　　（　　）

5. A. 多做运动　　　　　　B. 注意饮食调养

　　C. 预防感染　　　　　　D. 补充蛋白质和维生素　　（　　）

6. A. 他不知道用什么感谢刘大夫

　　B. 他不知道刘大夫想要什么

　　C. 他非常感谢刘大夫

　　D. 他想送刘大夫礼物　　　　　　　　　　　　　　（　　）

7. A. 常洗手　　　　　　　　B. 多吃好东西

　　C. 打篮球　　　　　　　　D. 走路　　　　　　　　（　　）

8. A. 中医中，脾的作用是过滤血液与人体免疫

　　B. 中医中的"脾"就是西医中的消化系统

　　C. 在西医中，人没有了脾，仍然可以活下去

　　D. 中医中的"脾"包括舌、牙、胃、小肠、大肠、肝脏等等

　　　　　　　　　　　　　　　　　　　　　　　　　（　　）

9. A. 在西医中，脾就是脾脏

　　B. 在西医中，脾的重要作用是过滤血液和人体免疫

　　C. 在西医中，脾不是一个免疫器官

　　D. 在西医中，脾是人体中的一个淋巴器官　　　　（　　）

10. A. 在人体胸腔的左下部　　B. 在人体胸腔的左上部

　　C. 在人体腹腔的左下部　　D. 在人体腹腔的左上部　（　　）

三、遇到下列情况怎么说?

　　1. 夏天，武汉的天气太热了，什么都不想做，你怎么说? （用"真不知道……才好"）

　　2. 你找萨米尔帮忙，这件事只有他能办，你怎么对他说? （用"非……不可"）

　　3. 今天你生病了，很严重，但是今天有非常重要的考试，你不能不去。你怎么说? （用"非……不可"）

4. 今天最低温度是 −1℃，昨天是 7℃。你怎么说？（用"形容词＋多了"）

5. 你的体重是 60 公斤，萨米尔的体重是 75 公斤。你怎么说？（用"形容词＋多了"）

第二部分 读写练习
Part Two Reading and Writing Exercises

一、选词填空。

补充　戴　愈合　重视　包括　辅导　根据　获得　了解　过滤

1. 学习汉语一定要＿＿＿＿＿＿学习方法。

2. 在这一届的"汉语桥"比赛中，我们学校＿＿＿＿＿＿了第一名。

3. 医生查房的时候，发现他的伤口＿＿＿＿＿＿得不好。

4. HSK 考试的试题＿＿＿＿＿＿听力、阅读、语法等等。

5. 我的外语很差，需要请一个老师来＿＿＿＿＿＿一下。

6. 我只是跟她见过几次面，还不＿＿＿＿＿＿她。

7. 如果病人出现脱水的症状，就应该马上给他＿＿＿＿＿＿水分。

8. 这条河以前被污染过，水不干净，需要经过几次＿＿＿＿＿＿才能喝。

9. ＿＿＿＿＿＿目前的情况，我们还不能判断出这是谁的错。

10. 我不＿＿＿＿＿＿眼镜，就看不清楚黑板上写的字。

二、完成句子。

1. | 不可　脾　是　要　不　非　的 |
| --- |

＿＿＿＿＿＿＿＿＿＿＿＿＿＿＿＿＿＿＿＿＿＿＿。

2. | 身体　我　好　恢复　比较　了　得 |
| --- |

＿＿＿＿＿＿＿＿＿＿＿＿＿＿＿＿＿＿＿＿＿＿＿。

3. | 伤口　病人　得　愈合　的　不错 |

_____。

4. | 你　星期　住　了　多　两个　已经　了 |

_____。

5. | 这　究竟　两句话　不同　什么　有　呢 |

_____?

三、完成会话。

1. A：下周我就要跟玛丽结婚了，就在中国举行婚礼。

　　B：_____。（难怪）

2. A：你怎么一直抽烟啊，你难道不知道这样对身体不好吗？

　　B：_____，但是我发现自己离不开烟。（实际上）

3. A：我感冒了，明天要是刮风的话，我就不去上课了，我怕被风吹。

　　B：明天有考试，_____。（即使……也……）

4. A：他怎么一直跟我吵呢？

　　B：他就是这个脾气，其实他这个人不坏，所以_____。（无论……都……）

5. A：我先回去了，你家的洗衣机已经修好了。

　　B：_____。（真不知道……才好）

四、排列顺序。

1. A：另外，还参加一些演出

　　B：我很喜欢音乐，也会唱歌

　　C：经常在酒吧里唱自己写的歌

_____

2. A：等油热了以后

　　B：再放鸡蛋，最后放西红柿

　　C：要做西红柿炒鸡蛋，先要把油加热

　　_____

3. A：刚开始唱歌的时候，我很害怕在那么多人面前表演

　　B：于是，我就有了信心

　　C：看到大家都为我鼓掌

　　_____

4. A：快放假了，回家的时候

　　B：还是乘坐汽车，都要注意安全

　　C：无论是乘坐火车

　　_____

5. A：在寻找爱情的这条路上

　　B：然而，他并没有因此停下来

　　C：他经历过无数次的失败

　　_____

五、综合填空。

讳疾忌医

　　战国时期，有一个非常有名的医生，①_____扁鹊。

　　有一天，他去见国王，他仔细②_____看了看国王的脸色，说："大王，您有病，病只在皮肤里，需要马上治疗。"国王说："不用治，我没有病！"

　　十天③_____，扁鹊又来见国王，说："大王，您的病已经发展到了肌肉里，再不治还会加重的！"国王听了很不高兴，就没有理他。

　　又过了十天，扁鹊见到国王说："大王，您的病已经发展到胃肠了，现在已经到④_____治不可的程度了！"国王仍然⑤_____理他，而且更加生气了。

　　又过了十天，扁鹊见到国王，转身就跑。国王觉得很奇怪，就问：

"你为什么要跑啊？"扁鹊回答说："您的病已经发展到骨髓里了，我现在真不知道该怎么治⑥＿＿＿＿。"国王还是不相信他的话。

五天以后，国王病重，⑦＿＿＿＿人去请扁鹊。这个时候，扁鹊知道国王的病没办法治好，就离开了这个国家。国王最后病⑧＿＿＿＿了。

中国人后来用"讳疾忌医"来说，自己有了缺点，不要掩盖，不然会很危险。

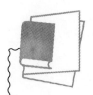

医学常识
Medical knowledge

胃肠功能紊乱与恢复

胃肠功能紊乱是常见的腹部手术并发症。腹部手术后，由于手术刺激、炎症、损伤、出血、切口疼痛、麻醉药物应用等诸多因素，致使胃肠道功能受到抑制，产生麻痹性肠梗阻、肠粘连、肠源性感染等并发症。患者主要症状是食欲下降、腹痛腹胀、便秘等。

术后胃肠功能恢复的快慢除了与术前肠道的处置，术中麻醉的深浅、时间长短及操作手法有关外，还与腹部手术的大小、创伤的程度、体质的强弱有关。胃肠功能紊乱所引起的不适直接影响切口愈合及整个恢复过程。

促进胃肠功能恢复的主要方法有：胃肠减压、腹部按摩、床上锻炼、下床活动、肛管排气、灌肠或药物通便等。

单元复习（一）
Unit Review One

 语法

（一）能愿动词

会　想　要　能　得

（二）重点副词

最　原来　不得不　难怪　恐怕　赶紧　逐渐　仍然

千万　到底　究竟　至少

（三）重点介词

为了　经过　通过　以

（四）补语

1. 结果补语：上

2. 可能补语：得／不＋了

3. 趋向补语：起来、过来、下来、下去

4. 程度补语：多了

（五）形容词词重叠

1. 重叠形式：AA

2. 重叠形式：AABB

3. 重叠形式：ABAB

（六）固定格式

1. 就要/快要/要/快……了

2. 当……时/的时候

3. 除了……（以外）

4. 真不知道……才好

5. 所+动词+的

（七）句式

1. 强调句

连……也/都……

非……不可

2. 比较句

A 跟 B 一样/不一样

3. 兼语句

S（主语）+ 动词1 + 兼语 + 动词2

4. 复句

1）因果关系

既然……就……

2）假设关系

幸亏……不然……

即使……也……

3）条件关系

无论……都……

 功能情景

（一）生活

1. 谈理想

2. 表达意愿/建议/想法

3. 表达询问、同意

4. 解释问题

5. 比较两物的异同

6. 解释原因

7. 表达感激之情

（二）医学

1. 谈论（病情）严重性

2. 表达人体器官对身体的作用

3. 谈论病情和出院

单元练习（一）
Unit Test One

第一部分 听力练习
Part One Listening Exercises

一、听录音，判断对错。

例如：我打算去成都旅游，不知道你暑假有没有时间。如果有时间，

我们可以一起去旅游吗？

★他打算去成都旅游。✓

我现在很少去教室自习，不是因为我不想去，而是因为最近天

气不好，天天下雨，所以我觉得去教室自习很麻烦。

★他现在经常去教室自习。✗

1.★这位同学去食堂吃饭。　　　　　　　　　　（　　）

2.★不觉得冷就不要关窗户。　　　　　　　　　（　　）

3.★二班的同学踢足球踢得很棒。　　　　　　　（　　）

4.★留学生觉得写汉字很难。　　　　　　　　　（　　）

5.★今年夏天我去四川看大熊猫了。　　　　　　（　　）

6.★去人多的地方不会感染马六甲病毒。　　　　（　　）

7.★第一次吃中国菜，他拉肚子了。　　　　　　（　　）

8.★玛丽喜欢喝绿茶。　　　　　　　　　　　　（　　）

9.★小李没有给女朋友买巧克力。　　　　　　　（　　）

10.★很多同学经常请假。　　　　　　　　　　　（　　）

二、听录音，选择正确答案。

例如：女：快点走吧，马上要上课了！

男：没关系的，现在是两点半上课，还有半个小时呢！

问：现在是什么时候呢？

A. 两点半　　B. 上课了　　C. 两点 ✓　　D. 不知道

11. A. 在女厕所里　　　　　　　B. 在教室里

　　C. 在办公室里　　　　　　　D. 在男厕所里

12. A. 打篮球的　　　　　　　　B. 踢足球的

　　C. 唱歌的　　　　　　　　　D. 学医的

13. A. 医生　　　B. 研究生　　　C. 留学生　　　D. 老师

14. A. 不知道　　B. 四个　　　　C. 八个　　　　D. 每个

15. A. 很苗条　　B. 很瘦　　　　C. 不瘦　　　　D. 男孩子很喜欢她

16. A. 上午　　　B. 中午　　　　C. 下午　　　　D. 晚上

17. A. 电话　　　B. 老师　　　　C. 警察　　　　D. 护照

18. A. 香蕉　　　B. 苹果　　　　C. 梨子　　　　D. 维生素

19. A. 在教室　　B. 在学校　　　C. 在宿舍　　　D. 在医院

20. A. 男的帮她辅导功课　　　　　B. 男的请她吃饭

　　C. 他们是朋友　　　　　　　　D. 不知道

21. A. 天气太冷了　　　　　　　　B. 她感冒了

　　C. 她对树上掉的花过敏　　　　D. 天气太好了

22. A. 不喜欢聊天　　　　　　　　B. 打电话

　　C. MSN　　　　　　　　　　　D. QQ

23. A. 她会去听讲座　　　　　　　B. 她喜欢组胚学

　　C. 她不想去听讲座　　　　　　D. 她不想和男的去

24. A. 鸡蛋　　　B. 西红柿　　　C. 牛肉　　　　D. 面条

25. A. 毛笔　　　B. 圆珠笔　　　C. 钢笔　　　　D. 粉笔

三、听短文，选择正确答案。

例如：

今天下午三点在留学生办公室开会，请各位学生准时参加。请各班班长通知每一位同学。不能迟到，也不能不参加。

问：今天下午在哪里开会？

A. 在留学生办公室 ✓　　　　　　　B. 在教室

C. 在图书馆　　　　　　　　　　　D. 在玛丽的宿舍

26. A. 450　　　　B. 250　　　　C. 650　　　　D. 550

27. A. 450　　　　B. 250　　　　C. 650　　　　D. 550

28. A. 苏州　杭州　上海　澳门　　B. 香格里拉　广州　苏州

C. 上海　广州　苏州　香港　　D. 香港　上海　苏州　杭州

29. A. 准备 HSK　　　　　　　　B. 她去过了

C. 她不想跟小明去　　　　　　D. A 和 B

30. A. 李娜身体一直没有完全康复

B. 李娜做脾切除手术已经半年多了

C. 脾脏是人体最大的也是唯一的免疫器官

D. 脾脏切除后，人体的免疫力会受到影响

31. A. 多锻炼身体　　　　　　　B. 保持心情愉快，不能着急

C. 多吃药，多睡觉　　　　　　D. A 和 B

32. A. 过敏　全身无力　发烧　　B. 咳嗽　拉肚子　流鼻涕

C. 肠胃不舒服　发烧　拉肚子　D. 头晕　发烧　拉肚子

33. A. 北京烤鸭　　　　　　　　B. 芹菜炒牛肉

C. 西红柿炒鸡蛋　　　　　　　D. 火锅

34. A. 6 针　　　　B. 7 针　　　　C. 11 针　　　　D. 30 针

35. A. 护士　　　　B. 医生　　　　C. 凡卡自己　　　D. 护士长

第二部分　综合练习
Part Two　Comprehensive Exercises

一、朗读

1. 短语

最流利	最迅速	最重要
恐怕要迟到了	恐怕要下雨了	恐怕感冒了
赶紧打电话	赶紧起床	赶紧站起来
逐渐愈合	逐渐了解	逐渐好起来
仍然在中国	仍然住院	仍然牵挂

实现目标	实现愿望	实现理想
陪朋友买东西	陪病人聊天	陪奶奶去医院
进行比赛	进行手术	进行研究
获得第一名	获得奖学金	获得胜利

所有学校	所有医生	所有回忆
重要的日子	重要的手术	重要的新闻

经过车站	经过学校	经过调查
通过大桥	通过考试	通过电话

2. 俗语

比上不足，比下有余。
姜还是老的辣。
病从口入，祸从口出。
一方水土养一方人。

二、用正确的关联词把下列两个句子连成一句话。

既然……就……	连……也/都……	即使……也……
无论……也……	幸亏……不然……	非……不可……

1. 他不愿意帮助我们。

   我们一定能完成这件事。

   _____。

2. 昨天温度达到了 42℃，我一直在家呆着。

   据说，由于昨天温度太高，在外面逛街的人很多都中暑了。

   _____。

3. 你知道自己错了。

   你应该向我道歉。

   _____。

4. 别人都说汉语是世界上最难学的语言。

   一个人要想学好汉语，必须努力学习。

   _____。

5. 我对中国不了解。

   中国的首都是哪个城市我不清楚。

   _____。

6. 这套家具真贵啊！

   我太太很喜欢这套家具，一定要我把它买下来

   _____。

三、用指定的词语完成句子。

1. _____，这个问题很简单，因为卡瓦在他们

   国家是学这个专业的。（对……来说）

2. 我对这里的各方面都比较满意，_____。

   （除……以外）

3. _____，我就会给你打电话。(当……的时候)

4. _____，他每天很晚才休息。(为了……)

5. 我最近很忙，这件事我做不了，_____。(让)

6. 原来是这样啊，_____。(难怪)

7. 这次考试我考了 95 分，_____。(形容词＋多了)

8. 明天你一定要来参加这个会议，_____。(否则)

9. 外面还在下雨，_____。(不过)

10. _____，你已经可以当一名出色的翻译了。(以)

四、模仿造句。

1. 去年五月，马来西亚马六甲的一家人正在看电视，突然有只蝙蝠飞进来，并且在屋子里到处乱飞，两三分钟后才飞了出去。

   他学习刻苦，并且乐于助人。

   _____，并且_____。

2. 除了吃药以外，最好多喝水，以防脱水，出现电解质紊乱。

   天气预报说，今天下午会降温，还是多穿点吧，以防感冒。

   _____，以防_____。

3. 四川人几乎顿顿都吃辣，胃肠已经适应了，而你还不习惯吃辣的食物，胃肠受不了这样的刺激，当然就拉肚子了。

   中国人喜欢含蓄地表达感情，而西方人却喜欢直接地表达感情。

   _____，而_____。

4. 如果吃了太多刺激性的食物，不仅不容易消化，还可能引起胃肠疾病。

   我来到中国后，不仅我的汉语有了很大的进步，还对中国文化有了更多的了解。

   _____，不仅_____，还_____。

5. 肉、蛋、奶等高蛋白动物性食物比植物性食物更容易感染沙门氏菌，
　　因此这些食物一定要高温加热到至少80℃，并且需要持续几分钟。
　　他努力学习，因此通过了考试。
　　_____，因此_____。

五、改错句。

1. 我来中国两年了，现在已经喜欢这里了。

　　_____。

2. 我下个月快要回国了。

　　_____。

3. 这里的景色好美啊，我们把这里拍下去吧。

　　_____。

4. 这次回家看望了爸爸妈妈，他们都健康健康的。

　　_____。

5. 这辆车跟那辆贵一样。

　　_____。

六、情景交际，下面的话在什么情况下说？

1. 你千万别拿自己的健康开玩笑。
2. 看来我不得不去了。
3. 真不知道怎么感谢你才好。
4. 恐怕今天不能陪你去了。
5. 我的肠胃受不了这样的刺激。

七、阅读理解

　　卡瓦在成都生活了三四年，汉语说得已经非常流利了。她很喜欢旅游，去过北京、上海、武汉、桂林。她觉得这些地方都很漂亮。当然，最开心的还是要算去北京旅游。

　　2008年暑假，卡瓦和几个中国朋友一起去了北京，这也是她第一次去

北京。开始的时候，卡瓦不愿意去北京，因为刚来中国不久，汉语说得马马虎虎，很多汉字还不认识。爸爸妈妈也说她一个人去北京很不安全。后来，她认识了谢芳，谢芳知道卡瓦的想法后，对她说，既然来了中国，就一定要去北京玩儿玩儿。北京非常热闹，而且是中国的首都。再说北京就要开奥运会了，这么好的机会，当然要去北京看看了。

当卡瓦和朋友们走下飞机时，她们高兴极了。几个年轻人连午饭都顾不上吃，就马上去了长城。

卡瓦问谢芳为什么北京跟成都很不一样。谢芳告诉她，因为北京在中国的北方，成都在南方，所以无论是人们的饮食习惯还是说话方式，都会很不一样。卡瓦在北京玩儿了几天，她发现，除了饮食习惯、说话方式不一样，北京的天气跟成都的也不一样。她觉得北京的天气比成都的舒服多了。但是谢芳不这样认为，她说北京夏天的天气还可以，冬天的天气可糟糕了。

爬上长城的时候，卡瓦高兴得跳了起来，她认为长城是她所见过的最漂亮的地方。

从长城上下来的时候，走在她们前面的一个瘦瘦小小的男孩儿突然晕倒了。他的爸爸妈妈急死了，都不知道该怎么办才好。

卡瓦和谢芳见了，马上拨打120叫救护车。接着她们向小男孩儿的爸爸妈妈问了问他的身体情况。那位爸爸告诉她们，他的孩子有先天性心脏病。可能是因为爬长城的时候走累了，所以晕倒了。

卡瓦听了，一边安慰孩子的父母，一边跟谢芳一起抢救孩子。幸亏她们俩都是医学专业的学生，很快就让孩子的病情稳定下来了。当救护车到的时候，小男孩儿已经可以坐起来说话了。

孩子的父母说他们真不知道该怎么感谢卡瓦和谢芳才好。游客们也都说幸亏卡瓦他们是学医的，不然小男孩儿就危险了。救护车上的医生为了表达他们的谢意，非要和卡瓦、谢芳一起照相不可。

回到宾馆的时候，卡瓦发现宾馆里的每一个人对她们的态度都比刚来的时候热情多了。即使是在宾馆一楼吃饭的顾客也主动跟她们打招呼。晚餐的时候，经理还免费送了卡瓦她们一盘北京烤鸭。

谢芳感到很奇怪，为什么宾馆会为她们提供如此好的服务。后来宾馆的服务员告诉她们，下午的时候，小男孩的爸爸妈妈找到宾馆来了，跟他们的经理说起了在长城上发生的事情，大家听了都非常感动。谢芳把服务员的话告诉了卡瓦，她开心极了，说，难怪我们一下子这么有名了。

参观了长城、故宫，看完了奥运会，卡瓦和谢芳不得不回成都了。跟来的时候不一样，卡瓦一点儿也不开心，她已经爱上北京了。

直到上了飞机，卡瓦还在伤心难过。她想，这次离开北京，不知道以后还有没有机会再来呢。

读后回答下列问题：

1. 开始的时候，卡瓦为什么不愿意去北京？

2. 北京和成都一样吗？哪些地方不一样呢？

3. 卡瓦爬长城的时候，心情怎么样？

4. 从长城下来的时候发生了什么事情？

5. 谁打电话叫了救护车？

6. 最后小男孩儿怎么样了？

7. 回到宾馆，大家对卡瓦和谢芳的态度怎么样？为什么？

8. 离开北京的时候，卡瓦开心吗？为什么？

第六课

我什么都喜欢吃

学习目标
Learning Objectives

语言点	功能/情景	汉字书写
1."什么"：疑问代词表任指 2."对 + 名词"表示动作的 　　对象 3.只要……就…… 4.看来	在食堂 1.谈论饮食习惯 2.讨论食物的养生、医疗价值	碰　肉　油　挑 食　乡　随　强 减　肥

一、热身 Warm-up

wèiyè
胃液
gastric juice

wèicháng jīsù
胃肠 激素
gastrointestinal hormones

tuòyè
唾液
saliva

rúdòng
蠕动
peristalsis

róngshòuxìng shūzhāng
容受性 舒张
receptive relaxation

wèipáikōng
胃排空
gastric emptying

二、词语 New Words

1. 碰见	（动）	pèngjiàn	run into; come across
2. 麻婆豆腐	（名）	mápódòufu	mapo (a woman's name) beancurd . It's a dish of small cubes of beancurd, prepared in a chilly sauce.
3. 宫保鸡丁	（名）	gōngbǎojīdīng	spicy chicken fried with peanuts
4. 凉拌黄瓜	（名）	liángbàn huángguā	cucumber salad
5. 饱	（形）	bǎo	(be)full
6. 胃口	（名）	wèikǒu	appetite
7. 油腻	（形）	yóunì	greasy
8. 听说	（动）	tīngshuō	hear of ; hear about
9. 挑食	（动）	tiāoshí	be very choosy about food

10. 尝	（动）	cháng	taste
11. 入乡随俗		rùxiāng-suísú	Do in Rome as the Romans do.
12. 各	（代）	gè	every; each
13. 食肉动物	（名）	shíròu dòngwù	carnivore
14. 按照	（介）	ànzhào	according to
15. 意思	（名）	yìsi	meaning
16. 葡萄	（名）	pútáo	grape
17. 西瓜	（名）	xīguā	water melon
18. 果汁	（名）	guǒzhī	juice
19. 据说	（动）	jùshuō	it is said (that)
20. 减肥	（动）	jiǎnféi	lose weight
21. 好处	（名）	hǎochu	benefit; advantage
22. 含有	（动）	hányǒu	contain; include
23. 丰富	（形）	fēngfù	rich; plentiful
24. 增强	（动）	zēngqiáng	strengthen; enhance
25. 减少	（动）	jiǎnshǎo	reduce; decrease
26. 纤维素	（名）	xiānwéisù	cellulose
27. 吸收	（动）	xīshōu	absorb
28. 看来	（动）	kànlái	it seems
29. 直接	（形）	zhíjiē	direct
30. 比较	（副）	bǐjiào	comparatively
31. 流行	（动）	liúxíng	prevail
32. 体重	（名）	tǐzhòng	weight
33. 满意	（形）	mǎnyì	satisfied

34. 胖	（形）	pàng	fat
35. 全	（形）	quán	whole; entire
36. 世界	（名）	shìjiè	world
37. 不管	（连）	bùguǎn	no matter what
38. 积极	（形）	jījí	positive
39. 小心	（形）	xiǎoxīn	careful; cautious
40. 选择	（动）	xuǎnzé	choose
41. 入口	（动）	rùkǒu	enter the mouth
42. 甚至	（副）	shènzhì	even
43. 计算	（动）	jìsuàn	calculate
44. 卡路里	（名）	kǎlùlǐ	calorie
45. 保证	（动）	bǎozhèng	assure; guarantee
46. 超过	（动）	chāoguò	exceed
47. 规定	（动）	guīdìng	regulate; formulate
48. 光	（副）	guāng	only; just
49. 拒绝	（动）	jùjué	refuse; reject
50. 蛋糕	（名）	dàngāo	cake
51. 巧克力	（名）	qiǎokèlì	chocolate
52. 过程	（名）	guòchéng	process
53. 放弃	（动）	fàngqì	give up
54. 科学	（形）	kēxué	scientific
55. 心理	（名）	xīnlǐ	psychology
56. 使用	（动）	shǐyòng	use; apply
57. 正确	（形）	zhèngquè	right; correct
58. 效果	（名）	xiàoguǒ	effect

59. 提供	（动）	tígōng	provide; supply; offer
60. 心情	（名）	xīnqíng	mood

三、课文　Texts

（一）会话

（古迪在食堂吃饭，碰见卡尔……）

A：卡尔，你在吃什么？

B：麻婆豆腐和宫保鸡丁。你呢？

A：凉拌黄瓜。

B：就这么点儿，能吃饱吗？而且一点儿肉也没有。

A：我这几天胃口不太好，什么肉都不想吃，觉得太油腻了。

B：那你可以吃鱼啊，鱼不油腻。听说多吃鱼还可以让人更聪明呢。

A：我不太喜欢吃鱼。

B：你是不是有点儿挑食啊？

A：有点儿。

B：我跟你不一样，我什么都喜欢吃，什么都想尝尝。来中国以后，我已经吃过好多中国菜了。

A：你真行！

B：中国人不是说"入乡随俗"吗？到了一个地方，就要适应那里的各种习惯，包括饮食习惯。

A：卡尔，你很喜欢吃肉吧？

B：是啊。家里人开玩笑，叫我"食肉动物"呢。只要是有肉的菜，我就喜欢吃。

A：按照你的说法，我就应该叫"食果动物"了。

B："食果动物"？

A：就是喜欢吃水果呀。

B：哦，原来是这个意思。那你都喜欢吃什么水果？

A：什么水果我都爱吃，最喜欢的是葡萄和西瓜。我也爱喝果汁，据说果汁还有减肥的作用呢。

B：常喝果汁对身体有好处，果汁含有丰富的维生素，能增强身体免疫力。不过喝果汁并不能代替吃水果，因为喝果汁会减少人体对水果中纤维素的吸收。

A：看来还是直接吃水果比较好。

（二）短文

现在流行"瘦就是美"，很多人都对自己的体重不满意，认为自己太胖。在全世界，不管女性还是男性都在积极地减肥。他们小心地选择入口的食物，不吃热量高的食物，甚至计算每顿饭的卡路里。为了保证吃的东西不会超过规定的热量，他们每天光吃蔬菜和水果，拒绝吃肉、蛋糕和巧克力等容易让人变胖的食物。然而，这样的减肥方法不仅过程很痛苦，人们往往很快就会放弃，而且也不科学，对身体和心理都没有好处。其实，减肥并没有那么难，只要使用正确的方法，就能得到满意的效果。首先要饮食平衡，每天为身体提供足够的营养和热量，其次要坚持运动，最后还要有一个愉快的心情。

四、注释　Notes

 一、"什么"：疑问代词表任指。

　　我这几天胃口不太好，什么肉都不想吃。

　　"什么"用在"都"、"也"前边，表示一切、全部，在所说的范围内没有例外。

　　（1）这个书店很大，什么书都有。

（2）我跟你不一样，我什么都喜欢吃，什么都想尝尝。

同样表任指的疑问代词还有"谁"、"怎么"、"哪儿"，表示在所说范围内的任何人、任何方式、任何地方都是如此，没有例外。

（3）这件事谁都不知道。

（4）你们不要再说了，我谁也不相信。

（5）杜坤最近身体不好，晚上怎么也睡不着觉。

（6）英语单词太难记了，我怎么都记不住。

（7）放假我就呆在家里，哪儿也不去。

（8）只要能和你在一起，去哪儿都可以。

二、"对＋名词"表示动作的对象

常喝果汁对身体有好处。

介词"对"加名词构成介宾结构，引出动作行为的对象或相关者。

（1）古迪对汉语很感兴趣。

（2）她对我点点头，笑了笑，说了声"再见"，就走了。

"对＋名词"也表示对待，可用在助动词、副词的前或后，也可用在主语前（有停顿）。

（3）大家都对朋友很热情。

（4）大家对朋友都很热情。

（5）对朋友，大家都很热情。

三、只要……就……

只要是有肉的菜，我就喜欢吃。

"只要"引导从句表示产生某个结果所需的充分条件，"就"引导主句表示满足充分条件后就能产生的结果。"就"是副词，应该放在第二个句子的主语后面，谓语前面。

（1）明天只要不下雨，我就去爬山。

（2）只要你努力，就一定能学好汉语。

四、看来

看来还是直接吃水果比较好。

"看来"，插入语，表示依据客观情况估计，也可指经过观察或在特定的范围内对事情作出判断。

(1) 天黑黑的，看来马上要下雨了。

(2) 在我看来，她根本就不明白老师说的话。

(3) 看来你还是不相信我，可是我说的都是真的。

五、练习　Exercises

第一部分　听说练习
Part One　Listening and Speaking Exercises

一、听录音，判断对错。

1. 因为鱼不油腻，所以我很想吃鱼。　　　　　　　　　（　　）

2. 只要是有肉的菜，卡尔就会喜欢。　　　　　　　　　（　　）

3. 多喝果汁，可以增强人的免疫力。　　　　　　　　　（　　）

4. 巧克力、蛋糕、水果可以帮助我们减肥。　　　　　　（　　）

5. 吃水果比喝果汁更有助于人体吸收纤维素。　　　　　（　　）

二、听录音，选择正确答案。

1. A. 聪明　　　　　　　　B. 健康

   C. 漂亮　　　　　　　　D. 减肥　　　　　　　　（　　）

2. A. 古迪什么都喜欢吃　　B. 古迪很挑食

   C. 古迪什么都想尝尝　　D. 古迪已经吃了很多中国菜　（　　）

3. A. 她们喜欢吃水果

   B. 这些食物含有高热量，吃了会变胖

C. 女孩子很挑食

D. 这些食物太油腻了，她们不喜欢吃　　　　　　　　　（　　）

4. A. 坚持做运动，保持好心情，不要吃太多

B. 不吃肉菜，只吃水果

C. 拒绝吃蛋糕和巧克力

D. 以上答案都不对　　　　　　　　　　　　　　　　（　　）

5. A. 这个消息以前就知道　　B. 吃水果让人漂亮

C. 吃水果让人健康　　　　D. 吃水果让女生漂亮健康　（　　）

6. A. 她胃口不太好　　　　　B. 她发热了

C. 她出现了尿黄的症状　　D. 她出现了肝痛的症状　　（　　）

7. A. 喜欢吃肉菜的人　　　　B. 有点儿挑食的人

C. 喜欢吃鱼的人　　　　　D. 既喜欢吃肉又喜欢吃鱼的人（　　）

8. A. 适应你在的那个地方的人

B. 适应你在的那个地方的语言

C. 适应你在的那个地方的习惯

D. 适应你在的那个地方的饮食　　　　　　　　　　（　　）

9. A. 减肥　　　　　　　　　B. 增强免疫力

C. 让人变得更漂亮　　　　D. 以上全是　　　　　　　（　　）

10. A. 减肥　　　　　　　　　B. 可以代替吃水果

C. 增强免疫力　　　　　　D. 减少纤维素的吸收　　　（　　）

三、遇到下列情况怎么说？（用疑问代词回答）

1. 你的爱好有很多，比如体育运动，喜欢踢足球、打篮球、乒乓球、羽毛球和网球、排球等。你怎么说？（用"什么"）

2. 她是一个聪明活泼的女孩子，全班同学都很喜欢她。你怎么说？（用"谁"）

3. 你爸爸有很多书，有文学的、历史的、医学的、经济的、法律的、政治的等等。你怎么说？（用"什么"）

4. 你来中国读博士已经一年了，一直在学校里学习，别的城市还没有去过。你怎么说？（用"哪儿"）

5. 今年的暑假要去北京旅行，坐飞机可以去，坐火车也可以去，坐汽车也可以去。你怎么说？（用"怎么"）

第二部分 读写练习
Part Two Reading and Writing Exercises

一、选词填空。

代替　油腻　挑食　增强　吸收　减肥　含有　拒绝　保证　选择

1. 快到上大学的年龄了，你会_____去北方读大学呢，还是南方呢？

2. 我只喜欢吃蔬菜和水果，不喜欢吃_____的东西。

3. 要想身体健康，吃饭不能_____。

4. 水果中有很多营养，_____胡萝卜素、蛋白质和维生素等等。

5. 锻炼身体能_____我们的免疫力。

6. 做瑜伽是一种_____的好方法。

7. 有的食物可以_____药物治疗疾病。

8. 维生素 D 能帮助钙（Ca）的_____。

9. 他想申请去清华大学读书，可惜分数不够，他被_____了。

10. 老板，请放心。我_____按时完成您交给我的任务。

二、完成句子。

1. | 看来　吃　不　你　都　什么　想 |

_____。

2. | 很　吃　鱼　身体　好　对　多 |

_____。

3. 这道 一点儿 菜 都 肉 没有

_____ 。

4. 我们 地铁 方便 坐 比较

_____ 。

5. 多 据说 喝茶 能够 让人 年轻

_____ 。

三、完成会话。

1. A：你知道这个报道吗？

   B：_____。（听说）

2. A：你是喜欢狗，还是喜欢猫啊？

   B：我都喜欢，_____。（各）

3. A：你看看菜单，先点菜吧。

   B：好的，我点酸辣土豆丝、醋溜白菜和麻辣豆腐。

   A：_____，我来点几个肉菜吧。（光）

4. A：我已经报过名了，是不是明天就能参加考试了呢？

   B：对的，_____。（只要……就……）

5. A：不好意思，打扰您一下，我是记者，可以进去吗？

   B：不行，按照规定，_____。（不管……都……）

四、排列顺序。

1. A：经常堵车，周末堵车

   B：这个城市的交通太不好了

   C：甚至在工作日也堵车

   _____

2. A：其次，要有热情的民众

   B：要想成功举办一届奥运会

C：最后，还需要有办事能力的领导

D：首先，要有足够的金钱

_____

3. A：马上就要毕业了

   B：而且还得天天去招聘会找工作

   C：现在非常忙，不仅要写论文

_____

4. A：学习一门语言是需要付出很多努力的

   B：都不应该放弃

   C：在学习的过程中，不管遇到什么困难

_____

5. A：看来这件事很难办啊

   B：老板都会批评我的

   C：不管我怎么做

_____

五、综合填空。

买椟还珠

春秋时期，楚国有一个商人，专门做珠宝生意，常常跟郑国人打交道。有一次，他又准备了一些珠宝①_____郑国卖。这一次，②_____吸引顾客，能卖个好价钱，他③_____出来了一个好办法。

首先，他挑选了一些上好的木材，接着④_____这些木材做成了各种各样的小盒子。然后，再在这些小盒子上画上漂亮的图案，并且用香水把盒子弄得香喷喷的。最后，再把珠宝装进这些小盒子里。他想，这样郑国人一定会出很高的价钱⑤_____他的珠宝，这次他就可以赚到很多钱。

于是，他来到了郑国，选择了一条最热闹的街道来⑥_____他的珠宝。果然，一会儿就有很多人过来观看。他看到这么多顾客来买，心中暗暗高兴起来。

让他没想到的是，顾客们⑦_____他的珠宝并不感兴趣，只是觉得这些小盒子很漂亮，⑧_____有的人愿意出很高的价钱来买这些小盒子，而不要盒子里的珠宝。

中国人用"买椟还珠"来形容那些不清楚情况，抓不住重点，应该要的不要，不应该要的却要的人。

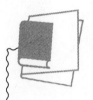

医学常识
Medical knowledge

不正确的减肥方式

任何轻率不科学的减肥方法，都可能是对机体的伤害，从而带来更多的忧患，不正确的减肥方式有可能导致严重后果。如：

◆ 低热量食谱——猝死

◆ 严格素食——脱发

◆ 减肥过快——胆结石

◆ 减肥过多——记忆减退

◆ 体重反弹——心脏病

◆ 青春期减肥——闭经

◆ 生育期减肥——不孕

◆ 哺乳期减肥——损害宝宝健康

错误的减肥方式：

1. 用绝食类极端控制饮食的方式减肥。

2. 偏好某一种食品的饮食习惯。

3. 使用泻药和利尿剂来帮助减肥。

4. 错误使用药品和药方。

科学的减肥方法应该是控制热量摄取、平衡膳食、增加活动量。

第七课

你难道不认识我了吗?

语言点	功能/情景	汉字书写
1. "哪里"用于反问句,表示否定 2. "有"表示估计 3. 不是……而是…… 4. 反问句"难道……吗" 5. "……,好……"目的复句	在医院门口 1. 谈论病情和手术 2. 很久不见的老同学聊天	认 健 联 系 控 制 摄 入

一、热身　Warm-up

xiāohuàdào chūxiě
消化道 出血
gastrointestinal hemorrhage

xuèróngliàng jiǎnshǎo
血容量 减少
hypovolemia

biànxiě
便血
hematochezia

qiánxuè
潜血
occult blood

nèijìng jiǎnchá
内镜 检查
endoscopy

dànzhì xuèzhèng
氮质 血症
azotemia

二、词语　New Words

1. 高中　（名）　gāozhōng　high school
2. 难道　（副）　nándào　used to reiterate a rhetorical question
3. 老　（形）　lǎo　former
4. 认出　（动）　rènchū　recognize
5. 健忘　（形）　jiànwàng　forgetful; have a bad memory
6. 联系　（动）　liánxì　contact
7. 生病　（动）　shēngbìng　fall sick; ill
8. 别提了　biétíle　no need to mention; you can hardly imagine
9. 消化道　（名）　xiāohuàdào　digestive tract
10. 没想到　（动）　méixiǎngdào　out of someone's expectation
11. 大概　（副）　dàgài　about; approximately
12. 复查　（动）　fùchá　reexamine
13. 事情　（名）　shìqing　matter; thing
14. 说来话长　shuōlái-huàcháng　Can't explain all that in just a few words; It's a long story to tell.

15. 附近	（名）	fùjìn	close by
16. 一般	（形）	yībān	general; common
17. 消瘦	（动）	xiāoshòu	become emaciated; get thinner
18. 状态	（名）	zhuàngtài	state; condition
19. 内	（名）	nèi	internal
20. 停留	（动）	tíngliú	stay
21. 短	（形）	duǎn	short
22. 排出	（动）	páichū	discharge
23. 体外	（名）	tǐwài	external
24. 造成	（动）	zàochéng	cause
25. 降低	（动）	jiàngdī	decrease
26. 病情	（名）	bìngqíng	state of the illness
27. 恶化	（动）	èhuà	worsen; deteriorate
28. 必须	（副）	bìxū	must; have to
29. 养成	（动）	yǎngchéng	cultivate; get into a habit
30. 适合	（动）	shìhé	suit; be fit for
31. 严格	（形）	yángé	strict; rigid
32. 脂肪	（名）	zhīfáng	fat
33. 摄入	（动）	shèrù	take in ; absorb
34. 相反	（连）	xiāngfǎn	on the contrary
35. 清淡	（形）	qīngdàn	light; not greasy or strongly flavoured
36. 少食多餐		shǎoshíduōcān	have many meals but little food at each
37. 宜	（形）	yí	suitable; appropriate
38. 矿物质	（名）	kuàngwùzhì	mineral substance

三、课文　Texts

（一）会话

（谢芳在医院门口碰见高中同学李小梅。）

A：哎，谢芳！

B：你是……？

A：你难道不认识我了吗？我是你的老同学李小梅呀。

B：哦，是小梅呀，对不起！我真的没认出你来。

A：你不会这么健忘吧？我们才一年多没联系，你就不记得我了吗？

B：不是不记得你了，而是你的变化实在太大了。你比以前瘦多了，是在减肥吗？

A：哪里是在减肥呀，是因为这两个多月我一直在生病。

B：什么病让你瘦得这么厉害？

A：别提了，消化道出血。由于出血比较严重，还做了小肠切除手术。

B：真没想到你病得这么严重。切除多久了？

A：大概有一个月了。今天我是来复查的。

B：复查的结果怎么样？你做手术的事情怎么不告诉

我们呢？我和其他同学好来看你啊。

A：哎，说来话长啊。

B：那我们在附近找个地方坐坐、聊聊，好吗？

A：好啊！好久没见到你了，今天咱俩得好好聊聊。

（二）短文

接受小肠切除术的病人一般会出现迅速消瘦、精神状态差等症状。这是由于切除了一部分小肠以后，食物在肠内停留的时间变短了，营养还没有完全吸收，就被排出体外，身体得不到足够的营养，所以病人就会迅速消瘦。

小肠切除会造成消化能力降低，营养吸收不好，只要饮食稍微不注意就可能导致病情恶化，所以必须养成适合术后身体要求的饮食习惯。首先要保证足够的营养，多吃高热量、高蛋白的食物，但要严格控制脂肪的摄入，不要吃油腻的食物，相反，应该吃清淡的、容易消化的食物。其次，要少食多餐，一天以吃六、七次为宜。最后，还应该特别注意补充维生素和矿物质。

四、注释 Notes

一、"哪里"用于反问句，表示否定。

哪里是在减肥呀，是因为这两个多月我一直在生病。

"哪里"，用于反问句，强调否定，无处所义。可换用"怎么"，但不及"哪里"语气坚决。"哪里"用在要强调的谓语前面。

(1) 这些汉字我哪里/怎么认得？我是美国人，我没有学过汉语。

(2) 他哪里/怎么是四川人？他是北京人。

(3) 这里的衣服哪里/怎么便宜？

二、"有"表示估计

大概有一个月了。

"有"表示性质、数量达到某种程度。

"有＋数量"：表示达到这个数量。

(1) 这个箱子有二十多公斤呢。

(2) 麦克身高多少？有一米八吗？

(3) 我们有一年半没有见面了吧？

(4) 这间教室有一百二十多平方米。

"有＋（这么/那么）＋形容词"：用于比较，表示相似。

(1) 那孩子有我（这么）高了。

(2) 我要是有她（那么）漂亮就好了。

三、不是……而是……

不是不记得你了，而是你的变化实在太大了。

"不是……而是……"并列复句，否定"不是"引导的短语或分句，肯定"而是"引导的短语或分句。

(1) 麦克喜欢的女孩不是小梅，而是玛丽。

(2) 不是爸爸想打你，而是你一点儿都不听话，一天到晚不学习，只知道上网。

(3) 你学不好汉语，不是因为汉语太难，而是因为你太懒了，不想学习。

(4) 不是我不喜欢吃中国菜，而是中国菜太辣了，我吃不了。

四、反问句"难道……吗"

你难道不认识我了吗？

"难道"，副词，用于反问句中，加强反问语气。可用于主语前，也可用于主语后，句末常有"吗"或"不成"。

(1) 为什么你不高兴？难道我说错了什么吗？

(2) 玛丽难道不知道今天上午有汉语口语考试吗？

(3) 难道让我们看一下都不成？

"难道说"用于反问句，同"难道"，常用在主语前。

(4) 难道说我会怕一只小狗？这怎么可能！

(5) 难道说你不想上大学了吗？这是一个多好的机会啊！

五、"……，好……"目的复句

你做手术的事情怎么不告诉我们呢？我和其他同学好来看你啊。

"……，好……"引导目的复句，"好"助动词，表示"有利于"、"以便于"、"方便于"，前一分句是实现后一分句的有利条件或前提，后一分句是前一分句的目的。

(1) 告诉我玛丽住在哪儿，我好去找她。

(2) 快点吃完饭，我们好去游泳。

(3) 老师，早点下课吧，我们好去打篮球。

五、练习 Exercises

第一部分 听说练习
Part One Listening and Speaking Exercises

一、听录音，判断对错。

1. 玛丽一直记得我，我很高兴。　　　　　　　　　　　（　　）

2. 我两个月前消化道出血，做了小肠切除手术。　　　（　　）

3. 我今天小肠切除手术复查的情况很严重。　　　　　（　　）

4. 医生说小肠部分切除以后，要严格控制维生素的摄入。（　　）

5. 做完小肠切除手术后，要吃清淡的、容易消化的食物。（　　）

二、听录音，选择正确答案。

1. A. 对方得了健忘症了　　　　B. 他在开玩笑
   C. 他生气了　　　　　　　　D. 他感到奇怪　　　（　）

2. A. 正好两个月　　　　　　　B. 不到两个月
   C. 两个多月　　　　　　　　D. 一个月以后　　　（　）

3. A. 我们没有时间　　　　　　B. 我们不想去
   C. 医生明天才回中国　　　　D. 我没有给医生打电话　（　）

4. A. 喜欢买新的手机　　　　　B. 很不小心
   C. 他很有钱　　　　　　　　D. 以上答案都不对　　（　）

5. A. 每天要多吃饭，每次多吃
   B. 不要多吃饭，还要减少每天吃饭的次数
   C. 每次少吃饭，但每天吃饭次数要多
   D. 吃饭不要固定，有时候多，有时候少　　　　　（　）

6. A. 两个月以前　　　　　　　B. 一月份
   C. 不到一个月　　　　　　　D. 一个月以前　　　（　）

7. A. 他胃口不太好　　　　　　B. 他吸收不好
   C. 他心情不好　　　　　　　D. 他不吃东西　　　（　）

8. A. 她病了　　　　　　　　　B. 她比较忙
   C. 她找不到联系方式了　　　D. 她不想联系　　　（　）

9. A. 果汁　　　　　　　　　　B. 牛肉
   C. 鸡肉　　　　　　　　　　D. 奶油蛋糕　　　　（　）

10. A. 不好意思说　　　　　　　B. 不告诉你
    C. 不能用很少的语言解释　　D. 以后再说　　　　（　）

三、遇到下列情况怎么说？（用反问句回答）

1. 武汉冬天的最低温度是 -8℃，你朋友觉得已经很冷了，而你的学校在吉林，最低温度达到过 -35℃。你怎么说？（用"哪里"）

2. 你唱歌很好听, 朋友们以为你应该还会弹钢琴, 其实你不会弹钢琴。你怎么说? (用"哪里")

3. 你的好朋友李明学习成绩很好, 竟然提前毕业了, 你觉得你也可以做到。你怎么说? (用"难道")

4. 你们班同学王涛写得一手好钢笔字, 但你知道你们班还有其他人也会写。你怎么说? (用"难道")

5. 你要午休了, 但是你弟弟一直在屋里大声唱歌, 你很生气, 想让他出去唱。你怎么说? (用"难道")

第二部分 读写练习
Part Two Reading and Writing Exercises

一、选词填空。

认出 附近 恶化 必须 停留 健忘 说来话长 复查 联系 严格

1. 老人很 _____, 常常记不住刚刚发生过的事情。

2. 毕业以后, 我有四年没有和同学们 _____ 过了。

3. 做完手术后, 要到医院定期 _____, 防止出现别的疾病。

4. 我叔叔离开家已经有五年多了, 那天我去车站接他, 他竟然没有 _____ 我来。

5. 我只在上海 _____ 三天, 三天后就要坐飞机去北京。

6. 这儿 _____ 怎么没有垃圾桶啊? 这些垃圾该扔到哪里啊?

7. 我们要在各方面 _____ 要求自己, 做一名合格的市民。

8. 这件事 _____, 不是一两句话能说清的。

9. 近些年来, 气候 _____, 世界各地都出现了非常严重的自然灾害。

10. 明天你 _____ 准时参加会议, 不然老板会很生气。

二、完成句子。

1. | 来 有 我 两年 中国 了 多 |

_____。

2. | 怎么 手机 也 我的 找不到 找 |

_____。

3. | 你 开玩笑 在跟 他 不会 吧 |

_____。

4. | 我 有 了 一个 出差 这次 月 |

_____。

5. | 过 特别 红绿灯 时 注意 马路 要 |

_____。

三、完成会话。

1. A: 刘奶奶怎么一直批评她孙子啊?

   B: _____。（不是……而是……）

2. A: 为什么老师总是让我们平时多说普通话呢?

   B: 因为中国各个地方的人都能听懂普通话,所以_____。

   （……,好……）

3. A: 给你,这是我家的地址,有空就来找我玩儿吧,我们一起去
      爬山。

   B: 啊,我家就在你家附近,_____。（没
      想到)

4. A: 我看你经常吃巧克力味饼干、巧克力味蛋糕和巧克力味面包,
      还经常喝巧克力味道的饮料。

   B: 是的,_____。（只要……就……）

5. A: 上次我看见你在学开卡车,学会了吗?

   B: _____。（别提了）

四、排列顺序。

1. A：才来中国八个月

   B：学习语言有时候也需要有一定的语言天赋，像李明

   C：现在就能很流利地用汉语表达他要说的话了

   _____

2. A：如果你一直说别人的坏话

   B：相反，如果一直说别人的好话

   C：那么你的朋友就会觉得你不懂得尊重别人，你们之间会产生距离

   D：你的朋友会觉得你不诚实，你们之间也会产生距离

   _____

3. A：他们要求的学历不是本科

   B：这家公司招聘员工的要求真高

   C：而是博士

   D：也不是硕士

   _____

4. A：这种糖吃起来很有意思

   B：过一会以后，就变软了

   C：入口后，先是硬的，味道是酸的

   D：味道也变成甜的了

   _____

5. A：这封信最后被邮局退回来了

   B：把信封上的地址写错了

   C：由于我粗心

   _____

五、综合填空。

南辕北辙

战国时期，有一个商人要去楚国办事，他坐①_____一辆马车，车上放着一个大箱子，还坐着一个马夫。马夫赶车的技术很好，马车跑②_____很快。

当他们在休息的时候，对面走来了一位老人，他也要去楚国。三个人就开始聊③_____了。

老人问他们要到什么地方去，商人回答说："我要到楚国去做生意。"老人听后觉得很奇怪，就对商人说："你们走错了，楚国在南边，你们却在往北走。"

商人回答说："没关系，我的马跑得很快。"老人又说："虽然你的马跑得快，④_____还是到不了楚国，因为你走的方向是错的。"

商人接着说："你不要担心，我车上的箱子里有很多钱，能用很久。"老人回答说："你有这么多钱也没用，方向不对，是永远也到不了楚国的。"

商人有点儿生气了，说："你看，我的车夫赶车的技术很好，一天能赶五百里路。"老人回答说："你⑤_____就不明白这个道理呢？楚国在南边，你往北走，⑥_____能到得了楚国呢？"

这位商人生气了，⑦_____话也没说，站⑧_____，坐上马车又往北走了。

这个成语告诉我们，无论做什么事，都要先看准方向，这样才能成功；如果方向错了，结果肯定是失败的。

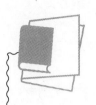

医学常识
Medical knowledge

小肠出血

消化道出血是临床常见的严重症候。其传统分类是将屈氏韧带以上的消化道出血称为上消化道出血，屈氏韧带以下的肠道出血称为下消化道出血。过去由于缺少非侵入性的、便捷的检查方法，对下消化道出血患者小肠部分的内镜检查受到很大限制，并且由于结肠出血更常见，小肠出血的特征往往就被掩盖了。但是胶囊式内窥镜等检测技术的问世，使这种局面有了显著改观，也促进了人们对传统的上、下消化道出血的重新审视。美国华盛顿大学医学院通过研究分析认为，对于消化道反复出血，经过3项以上的相关检查后仍未能发现出血部位的患者，检查重点应集中在小肠，考虑进行小肠镜或胶囊式内镜检查。

第八课

简直把我累死了

语言点	功能/情景	汉字书写
1. 程度补语"死了"、"极了"、"得很"	在教室 1. 谈论（学习）压力	简 直 死 如 棋 极 散 步
2. "……，不如……"表选择	2. 谈论都市休闲新方式：去农家乐玩儿	
3. "于"作介词（引出时间、地点、来源）		
4. 越来越……		
5. ……，然而……		

一、热身　Warm-up

shīmián	duōhàn	shuǐzhǒng	biànmì
失眠	多汗	水肿	便秘
insomnia	hyperhidrosis	edema	constipation

shìlì jiǎntuì	xīnjì	shìshuì	xiōngmèn
视力减退	心悸	嗜睡	胸 闷
hypopsia	palpitation	sleepiness	chest distress

二、词语　New Words

1. 内容 （名） nèiróng content
2. 糊里糊涂 （形） húlihútú muddle-headed; mixed up; confused
3. 简直 （副） jiǎnzhí simply; at all
4. 不如 （连） bùrú would rather; it would be better to
5. 轻松 （动） qīngsōng relax
6. 农家乐 （名） nóngjiālè weekend vacation on a farm
7. 农民 （名） nóngmín farmer; peasant
8. 地道 （形） dìdao pure
9. 农家菜 （名） nóngjiācài rural dishes
10. 花草树木 （名） huācǎoshùmù flowers, grass and trees
11. 种 （动） zhòng plant
12. 风景 （名） fēngjǐng scenery
13. 美丽 （形） měilì beautiful
14. 极了 （副） jíle extremely
15. 听起来 （动） tīngqǐlái sound like
16. 有趣 （形） yǒuqù funny; interesting

17. 距离	（动）	jùlí	be away from
18. 公里	（量）	gōnglǐ	kilometer
19. 去年	（名）	qùnián	last year
20. 秋天	（名）	qiūtiān	autumn; fall
21. 好玩儿	（形）	hǎowánr	funny; interesting
22. 出发	（动）	chūfā	start; begin
23. 集合	（动）	jíhé	assemble; gather
24. 不见不散	（动）	bùjiànbùsàn	not leaving without seeing each other
25. 发展	（动）	fāzhǎn	develop
26. 逐步	（副）	zhúbù	gradually
27. 提高	（动）	tígāo	increase; improve
28. 身心疾病	（名）	shēnxīn jíbìng	physical and mental illness
29. 群	（名）	qún	group
30. 平均	（形）	píngjūn	average
31. 寿命	（名）	shòumìng	life span
32. 减轻	（动）	jiǎnqīng	reduce; alleviate
33. 节假日	（名）	jiéjiàrì	festival and holiday
34. 放松	（动）	fàngsōng	relax
35. 于	（介）	yú	at; in; on; to
36. 世纪	（名）	shìjì	century
37. 年代	（名）	niándài	dynasty
38. 体验	（动）	tǐyàn	experience
39. 例如	（动）	lìrú	for example
40. 下棋	（动）	xiàqí	play chess
41. 打牌	（动）	dǎpái	play cards; play mah-jong

42. 散步	（动）	sànbù	take a walk; go for a walk
43. 钓鱼	（动）	diàoyú	go fishing; fishing
44. 摘	（动）	zhāi	pick
45. 机会	（名）	jīhuì	chance; opportunity
46. 传统	（形）	chuántǒng	traditional
47. 活动	（名）	huódòng	activity
48. 优美	（形）	yōuměi	graceful; fine
49. 自然	（名）	zìrán	nature
50. 环境	（名）	huánjìng	environment
51. 与	（介）	yǔ	and; with
52. 文化	（名）	wénhuà	culture
53. 消费	（名）	xiāofèi	consumption
54. 成为	（动）	chéngwéi	become
55. 理想	（形）	lǐxiǎng	be ideal
56. 休闲	（动）	xiūxián	be at leisure

三、课文　Texts

（一）会话

（星期五，谢芳和卡瓦在教室。）

A：卡瓦，在忙什么呢？

B：我在复习呢，很多以前学过的内容都忘了，所以
　　有些问题糊里糊涂的。这几天一直在看书复习，

简直把我累死了。

A：这样下去，学习效果肯定不好，不如先做点儿别
的事情，让脑子休息休息。

B：你说得对。我是应该轻松一下了。

A：明天我和几个同学打算去农家乐玩儿玩儿，你也
跟我们一起去吧。

B：什么是农家乐？

A：农家乐就是去农民家玩儿，吃地道的农家菜，而
且那里到处都是花草树木，还种着各种水果，风
景美丽极了。

B：听起来有趣极了。离我们学校远吗？

A：不远，距离学校二十公里左右。去年秋天，我们
就去玩儿过一次，好玩儿得很，所以今年打算再
去。

B：那我也要参加。什么时候出发？

A：明天早上八点，在宿舍门口集合。

B：好的，不见不散。

（二）短文

城市越来越快的发展使人们的生活水平逐步提高，然而压力也越来越大。压力容易导致各种身心疾病，严重影响身体健康。调查显示高压力人群的平均寿命比普通人群短得多。为了避免和减轻压力，周末或节假日的时候，人们都愿意暂时离开城市，去郊区玩儿玩儿，呼吸一下新鲜空气，放松一下身心。

农家乐在中国最早开始于 20 世纪 80 年代。在农家乐中，人们可以通过各种方式体验乡村生活。例如，住在农民家里，吃地道的农家菜，聊天儿、下棋、打牌、散步、钓鱼，或者跟农民一起种菜、摘水果，还有机会参加乡村传统的节日活动。优美的自然环境、与城市不同的乡村文化、较低的消费，使农家乐成为越来越多城市人理想的休闲选择。

四、注释 Notes

一、程度补语"死了"、"极了"、"得很"

这几天一直在看书复习，简直把我累死了。

去年秋天，我们就去玩儿过一次，好玩儿得很。

程度补语"死了"、"极了"、"得很"用在形容词或表示心理活动的动词后，表示程度很深。

(1) 火车就要开了，杜坤还没有来，真是急死了。

(2) 树上的苹果熟透了，红红的，好看极了。

(3) 终于见到他的女朋友了，麦克高兴得很。

程度补语"得多"用在形容词或心理动词后，表示比较，前者比后者的程度深。

(4) 玛丽的汉语水平比我高得多，我想问问她应该怎么学习汉语。

(5) 今天的天气比昨天冷得多。

二、"……，不如……"表选择

这样下去，学习效果肯定不好，不如先做点儿别的事情，让脑子休息休息。

"不如"，连词，表示经过比较后，说话人认为"不如"引出的内容是比较好的做法。

(1) 已经十二点了，你就别回家了，不如在我们家吃了饭再走吧！

(2) 雨下得太大了，你一个人回家不安全，不如我开车送你回去吧。

常常和"与其"连用，构成"与其……不如……"格式的选择复句。表示经过比较后，说话人选择了"不如"的一面，舍弃"与其"的一面。

(3) 学习是自己的事情，与其让同学帮你，不如你自己努力。

(4) 天气这么好，与其在家里没事做，不如去公园玩儿玩儿。

"与其说……不如说……"，表示对客观事实、客观情况的估计或判断，在说话人看来，"不如说"引导的分句更正确些。

(5) 萨米尔在汉语考试中得了一百分，与其说老师教得好，不如说他学习很努力。

(6) 玛丽和其他的女孩子不一样，与其说她漂亮，不如说她特别。

三、"于"作介词（引出时间、地点、来源）

农家乐在中国最早开始于 20 世纪 80 年代。

介词"于"与名词、代词或名词性短语组成介宾结构，在句中充当状语或补语，可引出时间、地点、来源，多用于书面语。

表示地点、来源："于"相当于"在"、"从"、"自"；用于动词后，跟处所名词或一般名词组合。

(1) 她 1957 年 6 月 30 号毕业于华中科技大学。

(2) 阿里 1988 年生于中国。

表示时间："于"相当于"在"；可用于动词前或后。

(3) 中华人民共和国于 1949 年 10 月 1 号成立。

(4) 中华人民共和国成立于 1949 年 10 月 1 号。

四、越来越……

城市越来越快的发展使人们的生活水平逐步提高，然而压力也越来越大。

"越来越……"，连接形容词或有程度变化义的动词及短语，表示程度随时间或某一条件的变化而变化。

(1) 春天到了，学校里的树绿了，花开了，环境越来越优美了。

(2) 随着社会的进步，人们越来越爱读书了。

五、……，然而……

人们的生活水平逐步提高，然而压力也越来越大。

"然而"，连词，表示转折，引出同上文相对立的意思，或限制、补充上文的意思。表达重心在"然而"之后，相当于"但是"、"不过"，多用于书面语。后面常有"却"、"也"、"还"、"仍然"等。

(1) 老师给我解释了三遍，然而我还是不明白。

(2) 玛丽说了要来医院看萨米尔，然而到了晚上仍然没看见她来。

(3) 虽然条件很差，然而大家的工作热情却很高。

五、练习 Exercises

第一部分 听说练习
Part One Listening and Speaking Exercises

一、听录音，判断对错。

1. 去年春天，我们去农家乐玩儿了一次，特别好玩儿。 （　）

2. 明天早上八点，我们在宿舍门口集合。 （　）

3. 人们可以在农家乐聊天、喝茶、下棋、打牌、游泳。 （　）

4. 我想休息休息，明天和大家去农家乐玩儿玩儿。 （　）

5. 农家乐消费较低，客人花一点儿钱，就可以在农家乐休息娱乐。

（　）

二、听录音，选择正确答案。

1. A. 看不清楚 　　　　B. 听不清楚
   C. 想不清楚 　　　　D. 头晕 （　）

2. A. 减少工作时间 　　B. 增加娱乐
   C. 多吃饭 　　　　　D. 好好学习 （　）

3. A. 有趣 　　　　　　B. 有意义
   C. 内容多 　　　　　D. 奇怪 （　）

4. A. 城市太大 　　　　B. 城市环境不好
   C. 城市楼太高 　　　D. 周末城里人没事干 （　）

5. A. 在地下挖的路 　　B. 民间的
   C. 在地里生长的 　　D. 真正的，正宗的 （　）

6. A. 他要考研
   B. 快考试了
   C. 他有很多不明白的问题
   D. 他想记住以前学习过的知识 （　）

7. A. 学得不好　　　　　　　　B. 学得很好

　　C. 没学过　　　　　　　　　D. 学的很好，但是忘记了　（　　）

8. A. 农民家院子里有很多花草树木

　　B. 人们可以在那儿聊天儿、喝茶、下棋、打牌、散步、钓鱼、种菜和摘水果

　　C. 客人只需要付一点儿钱就可以在农民家里休息娱乐了

　　D. 听音乐很有意思　　　　　　　　　　　　　　　　（　　）

9. A. 他本来就不想去

　　B. 他现在感冒了

　　C. 他担心别人会因为他感染感冒

　　D. 医生说他不应该去农家乐　　　　　　　　　　　（　　）

10. A. 玛丽有空的时候　　　　　　B. 四月八号

　　C. 节假日的时候　　　　　　　D. 下个周末　　　（　　）

三、遇到下列情况怎么说？（根据要求回答）

1. 你的同学麦克晚上想去图书馆自习，来问你图书馆晚上安静不安静，你知道图书馆晚上非常安静。你怎么跟他说？（用"形容词＋得很"）

2. 今年四月份，你去黑龙江旅行，到那里后，发现那边的温度还是-10℃左右，你穿得很少，感觉很冷。你怎么跟别人说那边的天气？（用"形容词＋死了"）

3. 这段时间，你很喜欢看一个叫"汉语桥"的电视节目，觉得非常精彩。你怎么给你同学介绍这个节目？（用"形容词＋极了"）

4. 这个暑假你去北京玩儿了，去参观了长城，还去了北京动物园，看到了猴子、熊猫、狮子、老虎，还有各种鸟，觉得很好玩儿。回来后你怎么跟你同学介绍这次旅行？（用"形容词＋得很"）

5. 春天到了，你跟同学去参观了植物园，看到树木开始发芽了，花儿也开了，看到这些美丽的画面后，大家都觉得很有精神。你怎么说？（用"形容词＋极了"）

第二部分 读写练习
Part Two Reading and Writing Exercises

⬤ 一、选词填空。

轻松 糊里糊涂 简直 地道 距离 集合 体验 放松 摘 发展

1. 他总是 ＿＿＿＿＿＿ 地生活，找不到努力的目标。

2. 为了工作，我已经48个小时没有休息了，＿＿＿＿＿＿ 快要累死了。

3. 禁止乱 ＿＿＿＿＿＿ 花朵。

4. 他的汉语说得很好，当翻译对他来说是一件很 ＿＿＿＿＿＿ 的事情。

5. 今天我来下厨，给你们做一顿 ＿＿＿＿＿＿ 的川菜。

6. 明天我们一起去大使馆办理签证吧，上午九点在你们家门口

＿＿＿＿＿＿。

7. 我住的宾馆 ＿＿＿＿＿＿ 这里大约有三公里。

8. 近些年来，中国的经济 ＿＿＿＿＿＿ 很快。

9. 人不能一天到晚一直紧张地工作，抽时间应该让自己 ＿＿＿＿＿＿ 一
下，比如，周末去农家乐玩儿玩儿。

10. 昨天我去买火车票了，这次去北京我要坐火车，准备 ＿＿＿＿＿＿ 一
下中国的铁路交通。

⬤ 二、完成句子。

1. | 你 地道 吃 的 农家菜 想 吗 |

＿＿＿＿＿＿＿＿＿＿＿＿＿＿＿＿＿＿？

2. | 这件 听 起来 事 有 意思 很 |

＿＿＿＿＿＿＿＿＿＿＿＿＿＿＿＿＿＿。

3. | 有时间 新鲜 多 呼吸 出去 一下 空气 |

＿＿＿＿＿＿＿＿＿＿＿＿＿＿＿＿＿＿。

4. | 现代　传统　文化　与　文化　不同 |

_____。

5. | 我们　友谊　开始　2001　于　的　年 |

_____。

三、完成会话。

1. A：我花了很多时间来准备这场比赛，最后还是没有赢。

B：我觉得这种比赛没有什么意义，_____。

（……，不如……）

2. A：昨天的填空题真难，今天的比昨天的还难。

B：是啊，_____。（越来越……）

3. A：上周我回了一趟老家，发现现在的农村生活水平越来越高了。

B：是啊，生活质量是提高了，_____。（然而）

4. A：你会包饺子吗？

B：不会，怎么包呢？你能教教我吗？

A：好啊。先要把面弄成面皮，再用面皮把饺子馅儿包起来就行了。

B：哦，_____。（听起来）

5. A：你觉得这边的夏天凉快吗？你家乡的夏天怎么样呢？

B：这里的夏天很凉快，我家在武汉，_____，
夏天很热。（与……不同）

四、排列顺序。

1. A：例如：英语、法语、德语、意大利语

B：去过很多地方

C：他从小就跟着爸爸妈妈在国外生活

D：也会说很多种语言

_____

2. A：包饺子是一件很复杂的事情

   B：会有一种幸福的感觉

   C：然而当你包完后，你会有一种成就感

   D：尤其是当你吃到自己包的饺子后

   _____

3. A：你住的地方怎么这么脏啊

   B：你会生病的

   C：这样下去

   _____

4. A：这次去西安旅行回来时

   B：就连上厕所也要排队

   C：而且不能随便走动

   D：只买到了站票，一路上只能站着

   _____

5. A：这台电脑又没有声音了

   B：与其花这么多钱修它

   C：已经修过好多次了，还是不行

   D：不如再买一台新的电脑

   _____

五、综合填空。

杞人忧天

从前，杞国有一个人，常常会想一些奇怪的问题，让大家不能理解。

一天，他吃过晚饭后，坐在自己家的门口，自言自语地说："如果有一天，天破了，塌下来怎么办啊？我会不会①_____压死啊？"

从此以后，他差不多每天都担心这个问题，为了这个问题，他每天都感到很伤心。后来，他不敢出门，在家里，②_____饭也吃不下，觉也睡不③_____，变得④_____来⑤_____瘦。

后来，朋友去看望他，知道这个原因后，就⑥_____他说："这些事情你不用担心，自古以来，就没有发生过这样的事情。"然而，无论他的朋友怎么说，他⑦_____不相信，⑧_____担心有一天太阳和月亮也会掉下来。

时间一年一年地过去了，天并没有掉下来，太阳和月亮还是好好的，没有什么变化，而那个杞国人临死前，还在担心这个问题。

中国人用"杞人忧天"来说明，有些事情我们不需要担心，因为那些事情缺少根据，不可能发生。

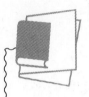

医学常识
Medical knowledge

亚健康状态

21世纪的社会进入网络经济时代，社会、工作、生活节奏加快，压力增大，处于亚健康状态的人越来越多。造成亚健康的主要原因有：

● 现代社会竞争日趋激烈，疲劳过度造成脑力、体力透支。

●40岁过后，人体逐渐开始衰老。这时正处于身心疾病的前期或手术后的恢复期。

●人的体力、精力、情绪都有生物节律周期，由生物周期产生的影响。

亚健康属于非疾病状态，现代人摆脱亚健康状态，不需要靠医生的诊治和药物治疗，而是要进行自身生活规律调节，主动自觉地去预防。

● 营养均衡，饮食合理，疾病必然少发生。

● 保障睡眠是调养的关键。

● 学会应对各种挑战，善待压力，通过心理调节来维持心理平衡。

● 健康有益的文化、娱乐、体育活动，防止亚健康的转化。

● 远离喧嚣城市，到郊外呼吸负氧离子浓度较高的新鲜空气，对调节神经系统大为有益。

第 九 课

海拔越高，高原反应就越大

学习目标
Learning Objectives

语言点	功能/情景	汉字书写
1. 一来……二来……	旅游归来	览 举 收 获
2. 越 A 越 B	1. 谈论跟团旅游的好处	反 应
3. 不是……吗（反问句）	2. 谈论高原反应	
4. 程度补语"不得了"		
5. 尽管……还是……		

一、热身 Warm-up

hūxī kùnnán	fèitōngqì	fèinèiyā
呼吸困难	肺通气	肺内压
dyspnea	pulmonary ventilation	intrapulmonary pressure

qìxiōng	fèiróngjī	fèihuóliàng
气胸	肺容积	肺活量
pneumothorax	pulmonary volume	vital capacity

二、词语 New Words

1. 请　　　　（动）　qǐng　　　　　　employ
2. 从来　　　（副）　cónglái　　　　all the time; always
3. 团　　　　（名）　tuán　　　　　　group
4. 进步　　　（名）　jìnbù　　　　　progress; improvement
5. 游览　　　（动）　yóulǎn　　　　　go sight seeing; visit; tour
6. 一举两得　　　　　yījǔ-liǎngdé　achieve two things at one stroke; kill two birds with one stone
7. 成语　　　（名）　chéngyǔ　　　　idiom
8. 导游　　　（名）　dǎoyóu　　　　　tour guide
9. 海拔　　　（名）　hǎibá　　　　　height above sea level; elevation
10. 以上　　　（名）　yǐshàng　　　　above; over
11. 高原反应　（名）　gāoyuán fǎnyìng　altitude reaction
12. 晕　　　　（形）　yūn　　　　　　dizzy; faint
13. 恶心　　　（动）　ě'xin　　　　　nausea
14. 正常　　　（形）　zhèngcháng　　normal

15. 保暖	（动）	bǎonuǎn	keep warm
16. 肺水肿	（名）	fèishuǐzhǒng	pulmonary edema
17. 氧气袋	（名）	yǎngqìdài	oxygen bag
18. 著名	（形）	zhùmíng	famous; well-known
19. 景点	（名）	jǐngdiǎn	scenery
20. 雪山	（名）	xuěshān	snowy mountain
21. 湖泊	（名）	húpō	lakes
22. 草原	（名）	cǎoyuán	grasslands; steppe
23. 民族	（名）	mínzú	nation; people
24. 独特	（形）	dútè	special; unique
25. 次	（量）	cì	time
26. 留下	（动）	liúxià	leave behind
27. 美好	（形）	měihǎo	glorious
28. 回忆	（名）	huíyì	memory
29. 值得	（动）	zhídé	deserve; be worth
30. 之一		zhīyī	one of

专有名词　Proper Nouns

香格里拉	（名）	xiānggélǐlā	a junction between Sichuan province and Yunnan province; shangrila

三、课文　Texts

（一）会话

谢芳：卡瓦，我觉得你的汉语说得比以前流利多了，是不是请了汉语辅导老师？

卡瓦：没有啊，我从来没有请过汉语老师。

谢芳：那你是怎么练的？

卡瓦：我暑假不是去旅游了吗？

谢芳：是啊，不过这和提高口语水平有什么关系呢？

卡瓦：是这样的，我参加了一个旅游团。这个团除了我以外，都是中国人，我每天都和他们说汉语，所以汉语水平提高得很快。

谢芳：难怪你的进步这么大。

卡瓦：现在我觉得旅游真好。一来可以游览中国各地，二来可以认识中国朋友，练习汉语，真是"一举两得"。

谢芳：你真行，现在竟然连成语都会说了。这是你的旅游团的朋友教你的吧？

卡瓦：没错，是团里的导游教我的。

（二）短文

　　暑假的时候，卡瓦去了香格里拉旅游。因为香格里拉的海拔在四千米以上，所以很容易发生高原反应。卡瓦一到那儿就感到头晕、恶心，还呼吸困难。导游告诉她刚到高原时，有这种反应是很正常的，而且海拔越高，反应就越大。目前还没有什么药物可以防止或减轻高原反应。最好的办法就是休息，不要剧烈运动。除此以外，还要注意保暖，防止感冒，在高原上感冒极易引起急性肺水肿。同团的游客们都买了氧气袋，卡瓦也买了一个，吸了点儿氧气后，她觉得舒服多了。

　　休息了一天后，卡瓦的高原反应就好得差不多了。她游览了香格里拉的各个著名景点，有雪山、湖泊、森林、草原等等，所有的景点都美得不得了。在香格里拉生活着 13 个民族，每个民族都有自己独特的文化。这些不同的文化习俗让卡瓦觉得有趣极了，也新鲜极了。尽管第一天出现了高原反应，这次旅游还是给卡瓦留下了许多美好的回忆。她认为香格里拉是全世界最值得游览的地方之一。

四、注释 Notes

、一来……二来……

一来可以游览中国各地，二来可以认识中国朋友，练习汉语，真是"一举两得"。

"来"，助词，一般用在"一"、"二"数词后面，列举原因或理由。

（1）我这次来北京，一来是看朋友，二来是买些东西。

（2）我们坐火车旅行吧，一来比较便宜，二来可以欣赏路上的风景。

（3）我现在住的地方很好，一来离学校很近，二来周围环境也不错。

（4）看汉语新闻一来可以练习听力，二来可以了解中国的发展和变化。

、越 A 越 B

导游告诉她刚到高原时，有这种反应是很正常的，而且海拔越高，反应就越大。

"越 A 越 B"表示 B 在程度上随 A 的变化而变化。

1.A 和 B 两项的主语相同。

（1）这本书我越看越喜欢。

（2）雨越下越大，我们还是回家吧。

（3）来中国以后，我的汉语越说越流利。

（4）农家乐的中国菜越做越好吃。

2.A 和 B 两项的主语不同，可以几个"越……"叠用，中间用逗号隔开。

（5）爸爸妈妈越说，孩子越不想听。

（6）天气越好，去教室上课的人越多。

（7）题目越难，考试及格的学生越少。

（8）有的人觉得，东西的价格越高，质量越好，买的人越多。

"越 A 越 B"已经有程度高的意义，所以形容词不能再用程度副词修饰。

(9) 我觉得手机越小越好。（√）

(10) 我觉得手机越小越很好。（×）

三、不是……吗（反问句）

我暑假不是去旅游了吗？

"不是……吗"反问句格式，强调肯定，提醒对方注意某种明显的、已知的事实。"不是"用在所要强调的部分前边，"吗"在句末。有时候带有惊讶或不满的语气。

(1) 明天不上课，我不是已经告诉你了吗？怎么还问我呢？

(2) 不是已经下课了吗？你为什么不回家啊？

(3) 你不是学过汉语吗？为什么去中国旅游还要请导游啊？

(4) 玛丽现在怎么在教室？她不是跟麦克看电影去了吗？

四、程度补语"不得了"

有雪山、湖泊、森林、草原等等，所有的景点都美得不得了。

"不得了"与"得"连接，作程度补语，用于形容词或部分表示心理活动或感觉的动词之后，表示达到很深的程度。

(1) 玛丽今天漂亮得不得了。

(2) 今年夏天热得不得了。

(3) 饭店里的中国菜看起来味道好极了，我们想吃得不得了。

五、尽管……还是……

尽管第一天出现了高原反应，这次旅游还是给卡瓦留下了许多美好的回忆。

"尽管"，连词，表示让步，相当于"虽然"，与"还是……"连用构成转折复句，表示首先承认某种事实或情况的存在，但是动作结果或状态不因前面所说的事实或情况而改变。

(1) 尽管今天雨下得很大，同学们还是去教室上课了。

(2) 尽管身体不好，玛丽还是每天坚持学习汉语。

(3) 尽管 HSK 的题目很难，丹尼斯还是把它们全部都做对了。

五、练习　Exercises

第一部分　听说练习
Part One　Listening and Speaking Exercises

一、听录音，判断对错。

1. 中国有 56 个民族，每个民族的文化各有不同。　　　　　（　　）

2. 在高原上，如果得了感冒，就很容易引起急性肺水肿。　（　　）

3. 卡瓦的汉语口语进步很大，因为她请了汉语辅导老师。　（　　）

4. 如果你有高原反应的症状，可以吃点药物来缓解。　　　（　　）

5. 卡瓦参加了一个旅游团，现在她的汉语比以前地道多了。（　　）

二、听录音，选择正确答案。

1. A. 做一件事情，有两种收获

   B. 做一件事情，得两样东西

   C. 做一件事情，要两人参加

   D. 做一件事情，要两次完成　　　　　　　　　　　　（　　）

2. A. 牧场　　　　　B. 草原　　　　　C. 森林　　　　　D. 湖泊　（　　）

3. A. 多喝水　　　　　　　　　　　B. 心情不好

   C. 多吃饭　　　　　　　　　　　D. 高原反应　　　　　（　　）

4. A. 他也要去旅游

   B. 他也想参加一个旅游团

   C. 他也想在旅游中练习汉语

   D. 他现在不想参加旅游团，以后才想　　　　　　　　（　　）

5. A. 自己一个人去的　　　　　B. 和朋友一起去的

   C. 和外国人一起去的　　　　D. 和旅游团一起去的　　（　　）

6. A. 漂亮　　　　　　　　　　　B. 年轻

   C. 热情　　　　　　　　　　　D. 以上都是　　　　　　（　　）

7. A. 恶心　　　　　　　　　B. 头晕

　　C. 呼吸困难　　　　　　　D. 肚子痛　　　　　　　　（　　）

8. A. 去香格里拉旅游要防止高原反应

　　B. 多多休息，不要剧烈运动

　　C. 可以买个氧气袋，也可以不买氧气袋，因为这对缓解高原反应

　　　作用不大

　　D. 注意保暖，防止感冒　　　　　　　　　　　　　　（　　）

9. A. 可以游览中国各地

　　B. 可以练习汉语口语

　　C. 这样做的话很安全，更有意思

　　D. 可以认识中国朋友　　　　　　　　　　　　　　　（　　）

10. A. 香格里拉美得不得了

　　B. 香格里拉生活着 13 个民族

　　C. 香格里拉有很多美丽的景点，比如草原、雪山、森林和湖泊

　　D. 农家乐比香格里拉好玩儿　　　　　　　　　　　（　　）

三、遇到下列情况怎么说？（用"形容词＋不得了"）

1. 你昨天跟同学一起去游览长江，没想到着凉了，医生给开了一副中药，喝完后，嘴里非常苦。你怎么说中药的味道？

2. 今天炒菜的时候，接了个电话，忘记已经放过盐了，又放了一次，结果菜很咸。你怎么说今天的菜？

3. 今天中午，家里就你一个人，没有做米饭，也没有做面条儿，只喝了点儿早上剩下的汤，下午感觉特别饿。你怎么说自己现在的感觉？

4. 你的笔记本找不到了，你怀疑是邻居家小孩儿拿走了，邻居家小孩儿说没有拿。后来在家里又找到了，你觉得自己很没礼貌，非常后悔。你怎么说自己现在的心情？

5. 早上起来已经很晚了，牙膏昨天也刚好用完了，没有刷牙就跑着去上课了，急急忙忙跑到了教室。你怎么说当时的心情？

第二部分 读写练习
Part Two Reading and Writing Exercises

一、选词填空。

| 反应　难怪　提高　游览　从来　请　值得　一举两得　缓解　留下 |

1. 在旧社会，人们都吃不饱，现在人们的生活水平已经 _____ 了，不仅能吃饱，而且还吃得很好。

2. 她对我很好，我也 _____ 没有反对过她提出的意见。

3. 严重的高山 _____ 可能引起头痛、呕吐，甚至休克。

4. 我数学学得不好，今天爸爸给我 _____ 了一个老师来辅导我的数学。

5. 你吃得太少了，_____ 你这么瘦。

6. 我很喜欢旅行，我 _____ 过很多地方。

7. 这本书的作者是20世纪一位著名的作家，他一生给我们 _____ 了近二十部小说。

8. 学好中文，不仅可以找到一份满意的工作，还可以了解中国的历史文化，真是 _____。

9. 这个演员演得很好，他的电影 _____ 去看。

10. 明后两天，亚洲东南部将有一场大范围的降雨，这将 _____ 中国云南地区的旱情。

二、完成句子。

1. | 你　超市　不是　买　吗　去　东西　了 |

_____?

2. | 他　不　自己　从来　打扫　的　房间 |

_____。

3. | 这个 | 现实 | 有 | 梦 | 和 | 关系 | 什么 |

_____?

4. | 猪 | 最 | 是 | 动物 | 之一 | 笨 | 的 | 世界上 |

_____。

5. | 难怪 | 这么 | 他 | 害羞 | 这次 |

_____。

三、完成会话。

1. A：你今天打扮得真漂亮，这条裤子跟这件衬衫搭配起来真好看。

B：谢谢你的夸奖。

A：我在中国从来没见过这样的衣服，你所有的衣服都是从你自己国家带来的吗？

B：不是，_____，其他的衣服都是在中国买的。（除……之外）

2. A：外边的雨停了吗？一会还要出门去超市买点东西呢。

B：我看你还是别去了，_____。（越A越B）

3. A：这部小说真厚，好看吗？

B：这部小说开头一般，不过，_____。（越A越B）

4. A：本来昨天就应该到北京的。不料，由于天气原因，航班被取消了，只能推到今天了。

B：原来如此啊，_____。（难怪）

5. A：你听过京剧吗？我一点儿也听不懂。

B：我也是，_____。（尽管……还是……）

四、排列顺序。

1. A：二来我的身体还没有完全恢复

B：所以这个假期我不打算去旅游

C：一来我要复习《生理学》和《免疫学》

_____

2. A：所以我们要节约用水

B：除此之外，还要让身边的人也行动起来

C：不能浪费一滴水

D：由于地球上的淡水资源越来越少

_____

3. A：昨天收到了一封电子邮件

B：之后，我的电脑就死机了

C：就发现是病毒

D：一打开

_____

4. A：麦克虽然来中国已经快四年了

B：因为他每天都吃西餐

C：但是他现在连筷子都还不会用

D：还没有"入乡随俗"

_____

5. A：出去旅行的时候

B：还是要经常向当地人打听路线

C：因为地图有时候也不准确

D：尽管带着地图

_____

五、综合填空。

塞翁失马

从前，在中国的西北方住着一个老人，他有一个儿子，还有一匹马。生活过得还不错。

有一天，他儿子发现自己家的马丢了，为此，儿子感到非常伤心。邻居们听说了这件事，都过来安慰他，①_____他不要太伤心。可是，老人却②_____大家说："丢失了一匹马，你们怎么知道不是一件好事呢？"大家听完后，感到很奇怪，就没有再问了。

过了几个月，发生了一件让大家都没有想到的事情，丢失的马忽然回来了，并且还带回来了一匹母马。邻居们知道了这件事情，又都过来庆贺，都觉得老人先前说的话很有道理。这时，老人又说："丢失的马回来了，还带回来了一匹母马，你们怎么知道这不会成为一件坏事呢？"大家听了，心里又觉得很奇怪，就回去了。

果然，过了几天，儿子骑马的时候从马上掉③_____了，腿④_____摔瘸了。邻居们又过来安慰老人，⑤_____他不要太难过。这时，老人又说："儿子的腿瘸了，又怎么不会成为一件好事呢？"大家感到莫名其妙，就回家了。

一年⑥_____，战争⑦_____了，他的儿子⑧_____腿脚不方便而没有去当兵，这样才保住了性命。

"塞翁失马，焉知非福"，中国人经常用这个成语说明，事情总是在变化，坏事在一定的条件下可以变成好事，好事也可能变成坏事。

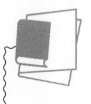

医学常识
Medical knowledge

高原肺水肿

高原肺水肿虽不常见，但后果比较严重。大多数人快速登至 2500m 以上，24—96 小时后微血管通透性增加，液体累积在肺间质组织，经淋巴管引流离开肺部，液体累积快于引流时会发生明显肺泡水肿。高原肺水肿病人进行性呼吸困难加重，刺激性咳嗽伴血性泡沫痰，共济失调，最后发生昏迷、发绀、心动过速及低热，同时伴有或粗或细的肺部啰音。

预防高原性肺水肿最好的办法是缓慢上升，完成上升后的24—36小时内避免大量体力活动。怀疑患高原肺水肿时，可尝试卧床休息和输氧，若病情恶化应立即离开高海拔地区。如果病人住院，必须排除肺部疾病的其他原因，给予足够的氧气，卧床休息，审慎使用利尿剂。若治疗及时，病人一般可在24—48小时内恢复。

第 十 课

伤口又红又肿

学习目标
Learning Objectives

语言点	功能/情景	汉字书写
1."并"（强调否定）	在门诊室、输液室	痒 擦 握 拳
2."还是"（表示比较好）	1.谈论伤口感染	谓 伸 滴 爬
3.又……又……	2.谈论输液扎针	扎
4."只是"和"只+是"		

一、热身　Warm-up

jìngmài kōngqì shuānsè
静脉 空气 栓塞
venous air embolism

gǎnrǎnxìng xiūkè
感染性 休克
septic shock

rèyuán fǎnyìng
热原 反应
pyrogen reaction

guòmǐn fǎnyìng
过敏 反应
allergic reaction

ròuyá zǔzhī
肉芽组织
granulation tissue

huàijū
坏疽
gangrene

二、词语　New Words

1. 打点滴	（动）	dǎ diǎndī	take a drip
2. 注射单	（名）	zhùshè dān	injection list
3. 把	（量）	bǎ	measure word of chair
4. 椅子	（名）	yǐzi	chair
5. 稍	（副）	shāo	a little; slightly
6. 配药	（动）	pèiyào	prepare a medicine; dispense
7. 放	（动）	fàng	put
8. 面前	（名）	miànqián	in the face of; in front of
9. 桌子	（名）	zhuōzi	desk; table
10. 伸	（动）	shēn	extend
11. 握紧	（动）	wòjǐn	grasp tightly
12. 拳头	（名）	quántou	fist
13. 闭上	（动）	bìshang	close; shut
14. 扎	（动）	zhā	prick
15. 松开	（动）	sōngkāi	loosen
16. 药水	（名）	yàoshuǐ	liquid medicine
17. 滴	（动）	dī	drip

18. 限制	（名）	xiànzhì	limitation; restriction
19. 肝肾	（名）	gānshèn	liver and kidney
20. 负担	（名）	fùdān	burden
21. 心慌	（动）	xīnhuāng	(of the heart) palpitate
22. 呕吐	（动）	ǒutù	vomit
23. 不良	（形）	bùliáng	bad
24. 休克	（名）	xiūkè	shock
25. 死亡	（名）	sǐwáng	death
26. 可怕	（形）	kěpà	horrible; fearful
27. 树枝	（名）	shùzhī	branch; twig
28. 刮	（动）	guā	scratch
29. 无所谓		wúsuǒwèi	not care; be indifferent; not matter
30. 擦	（动）	cā	wipe; clean
31. 后来	（名）	hòulái	later
32. 在意	（动）	zàiyì	care about; mind
33. 痒	（形）	yǎng	itching
34. 全身无力		quánshēn wúlì	be exhausted
35. 处理	（动）	chǔlǐ	treat with
36. 轻度	（形）	qīngdù	mild; slight
37. 重度	（形）	zhòngdù	severe; serious
38. 昏迷	（名）	hūnmí	coma
39. 以为	（动）	yǐwéi	think; feel
40. 马虎	（形）	mǎhu	careless
41. 对待	（动）	duìdài	treat

42.	稀释	（动）	xīshì	dilute
43.	碘酒	（名）	diǎnjiǔ	iodine
44.	创可贴	（名）	chuāngkětiē	band-aid
45.	纱布	（名）	shābù	gauze
46.	包扎	（动）	bāozā	bind up

三、课文　Texts

（一）会话

（在医院输液室里。）

杜坤：护士，你好，我来打点滴。这是我的注射单。

护士：好的。请坐在这把椅子上，稍等一会儿，我
　　　给你配药。

　　　……（几分钟以后）

护士：同学，你的药配好了。请把胳膊放在面前的
　　　桌子上，然后伸直，握紧拳头。

杜坤：我从来没打过点滴，有点儿害怕，会不会很
　　　疼啊？

护士：不用怕，一点儿也不疼。你要是实在害怕就
　　　把眼睛闭上吧。

杜坤：好的，我试一试吧。

护士：扎好了。现在松开拳头，让你的手放松。

杜坤：这么快就扎好了？真的一点儿不疼，您扎针技术真好。谢谢！

护士：别客气。

杜坤：护士，能不能让药水滴得快一点儿呢？我急着回学校上课。

护士：这可不行。点滴的速度是有严格限制的，太快的话，会给心脏和肝肾增加负担，引起心慌、恶心、呕吐等不良反应，严重时还会出现休克，甚至导致死亡。

杜坤：太可怕了，那还是不要滴得太快了，速度合适就好。

（二）短文

卡瓦上个星期爬山的时候，胳膊被树枝刮破了，因为只流了一点儿血，所以她觉得无所谓，只是用纸巾擦了擦伤口。后来的几天，她一直忙着准备 HSK 考试，并没有在意伤口。昨天她发现胳膊上的伤口又红又肿，还痒得很。到了晚上，发起了高烧，全身无力，头疼得厉害。今天早上，她去了医院，医生告诉她，伤口已经感染了。卡瓦现在很后悔当时没有积极地处理伤口。

受伤以后，如果不及时处理伤口，就会造成感染，影响愈合的速度。轻度感染者的伤口会出现红、肿、痛、痒等症状，重度感染者还会出现高烧、昏迷等症状，甚至有生命危险，因此，不要以为是小伤口就可以马虎对待。正确处理伤口是预防感染的关键：首先要用清水清洗伤口，然后用稀释了的碘酒给伤口消毒。伤口不大的话，可以用创可贴或纱布包扎。如果伤口较大，应该去医院进行处理。

四、注释 Notes

一、"并"（强调否定）

后来的几天，她一直忙着准备 HSK 考试，并没有在意伤口。

"并"加强否定的语气。放在否定副词"不"、"没（有）"、"未"、"无"、"非"等前边。常用于表示转折的句子中，有否定某种看法，说明真实情况的意味。

(1) 这个假期并不长，只有四天。

(2) 大家都说这家饭馆的菜不错，但我觉得并不好吃。

(3) 他昨天晚上在宿舍里做作业，并没有参加卡瓦的生日晚会。

(4) 他说的都是真的，并无半点假话。

二、"还是"（表示比较好）

太可怕了，那还是不要滴得太快了，速度合适就好。

"还是"，副词，用在动词或主语前，表示经过比较、考虑，有所选择，用"还是"引出所选择的一项。

(1) 我看还是晚上去看电影吧，白天我没时间陪你去呢。

(2) 还是我去看你吧，我有摩托车，去你那里方便。

(3) 别玩电脑了，还是去上课吧，迟到了，老师会不高兴的。

"还是"＋动词／小句（的）＋好。表示经过比较，这样较为可取。

(4) 想了想，我还是自己去北京（的）好。

(5) 玛丽，还是我帮你复习汉语（的）好，麦克毕竟是美国人嘛！

三、又……又……

昨天她发现胳膊上的伤口又红又肿，还痒得很。

两个或三个"又"连用，可以构成"又……又……"或"又……又……又……"格式。表示两个或两个以上的行为动作或性状同时发生或存在。格式中并列的几个动词或形容词意义相关，动词表示的动作行为能同时发生，形容词则同褒同贬。

(1) 今天晚上的月亮又大又圆。

(2) 听说妈妈病好了，玛丽又哭又笑，简直高兴极了。

(3) 我们的老师又年轻又漂亮又可爱，大家都很喜欢她。

四、"只是"和"只＋是"

她觉得无所谓，只是用纸巾擦了擦伤口。

1. 副词，相当于"仅仅是"、"只不过"。限定某个情况或范围，前后常有说明情况或进一步解释的词语。句末可以用"罢了"、"而已"等词呼应，使语气更为和缓。

(1) 我找你没什么事，只是想跟你说说话（而已）。

(2) 我只是开开玩笑（罢了），你不要生气啊！

(3) 她知道这个问题的答案，只是不想回答（而已）。

2. 强调在任何条件下情况都不会改变，相当于"就是"。用于否定句。

(4) 我一直很喜欢玛丽，只是不敢告诉她。

(5) 老师说过很多次不能迟到，只是麦克不听。

3. 连词，用于后一分句，表示轻微的转折。意思重在前一小句，后一小句补充修正上文的意思，语气委婉。相当于"不过"。

(6) 玛丽是个又聪明又漂亮的女孩，只是太胖了。

(7) 这件衣服又好看又便宜，只是大了点儿。

(8) 这次 HSK 考试并不太难，只是题目太多了，时间太少了，所以我没有做完。

只＋是，副词"只"修饰动词"是"，表示除此之外没有别的，与作为副词或连词的"只是"不同，要把二者区分开来。

(9) 我有很多外国朋友，玛丽只是其中一个。

五、练习　Exercises

第一部分　听说练习
Part One　Listening and Speaking Exercises

一、听录音，判断对错。

1. 打点滴一点儿也不疼，我不害怕。　　　　　　　　　　（　　）

2. 要是药水滴得太快的话，对心脏和肝肾不好。　　　　　（　　）

3. 护士请杜坤把手放在面前的桌子上，然后伸直，握紧拳头。（　　）

4. 护士看了看杜坤的注射单，然后给他配了药。　　　　　（　　）

5. 杜坤觉得给他扎针的护士技术很好。　　　　　　　　　（　　）

二、听录音，选择正确答案。

1. A. 如果伤口比较小，那就无所谓，一般不会感染

　 B. 不及时处理伤口，不会影响伤口愈合的速度

　 C. 受伤以后一定要及时处理，否则，会造成伤口感染

　 D. 不及时处理伤口，不会影响病人的身体健康　　　　（　　）

2. A. 上个星期卡瓦去香格里拉旅游了

　 B. 爬山的时候，卡瓦的胳膊受伤了

　 C. 胳膊伤得不是很严重

　 D. 卡瓦的脚被树枝刮破了，流了一点儿血　　　　　（　　）

3. A. 不想对别人说

　　B. 有点儿害怕

　　C. 一点儿也不好

　　D. 觉得不严重，不会有太大的危害　　　　　　　　（　　）

4. A. 发高烧了　　　　　　　B. 全身无力

　　C. 呕吐　　　　　　　　　D. 头疼　　　　　　　（　　）

5. A. 清水　　　　　　　　　B. 药水

　　C. 纱布　　　　　　　　　D. 稀释的碘酒　　　　（　　）

6. A. 昨天感冒了　　　　　　B. 昨天觉得不舒服

　　C. 伤口感染了　　　　　　D. 身体一直不好　　　（　　）

7. A. 忙着处理皮外伤　　　　B. 忙着准备 HSK 考试

　　C. 忙着去医院　　　　　　D. 忙着去吃饭　　　　（　　）

8. A. 一次　　　　　　　　　B. 两次

　　C. 没有扎　　　　　　　　D. 不知道　　　　　　（　　）

9. A. 用干净的水清洗伤口

　　B. 用创可贴或纱布包扎伤口

　　C. 用稀释的碘酒给伤口消毒

　　D. 以上 A、B、C 都是　　　　　　　　　　　　（　　）

10. A. 恶心　　　　　　　　　B. 呕吐

　　C. 休克　　　　　　　　　D. 死了　　　　　　　（　　）

三、遇到下列情况怎么说？（根据要求回答）

1. 你去小李家做客，小李的爱人和小李对你非常热情。你怎么说小李一家人对你的态度？（用"形容词＋得很"）

2. 这次你从北京回来是坐汽车的，下车后很晕，晕得吐了。你怎么说下车时你的感觉？（用"形容词＋得厉害"）

3. 最近你很忙，因为你正在准备一个联欢会的节目演出。你在干什么？（用"形容词＋着＋动词"）

4. 早上起床后发现已经八点半了，已经迟到了，自己很着急，就跑去教室了。你怎么说自己当时的情景？（用"形容词＋着＋动词"）

5. 马上要期末考试了，你考完试就可以回国了，很想快点见到自己的父母。怎么说你自己现在的心情？（用"形容词＋着＋动词"）

第二部分 读写练习
Part Two Reading and Writing Exercises

一、选词填空。

无所谓　在意　处理　包扎　马虎　伸直　擦　限制　对待　以为

1. 我 _____ 这辆车是卡瓦家的，原来是麦克家的。

2. 我听古迪说，卡瓦小时候很 _____，常常忘了带作业回家。

3. 这条河 _____ 大船通过，因为水太浅了。

4. 大家都在为他着急，他却摆出一副 _____ 的样子。

5. 护士给你扎针的时候，你要把手 _____。

6. 萨米尔很 _____ 他女朋友说的话。

7. 医生说这种皮外伤不太容易 _____，最好先输液消炎。

8. 消毒之后才能 _____，不然更容易引起感染。

9. _____ 朋友，要像春天般温暖，_____ 工作要像夏天一样火热。

10. 洗完脚才发现忘了拿毛巾，不知道该用什么 _____ 脚了。

二、完成句子。

1. | 来　有　我　两年　中国　了　多 |

_____。

2. 怎么 手机 也 我的 找不到 找

_____。

3. 你 开玩笑 在跟 他 不会 吧

_____?

4. 我 有 了 一个 出差 这次 月

_____。

5. 过 特别 红绿灯 时 注意 马路 要

_____。

三、完成会话。

1. A：你们国家冬天下雪吗？

B：我们国家在热带地区，_____。（从来）

2. A：你同意这个看法吗？

B：表面上我是同意的，其实心里面_____。

（并）

3. A：你觉得这个冰箱怎么样？我想买个冰箱。

B：我觉得挺好的，_____。（又……又……）

4. A：你对这份工作满意吗？

B：挺好的，同事对我都很好，_____。（只是）

5. A：我们中午就在这个饭馆吃饭吧，你觉得怎么样？

B：还是算了，上次我在这里吃过一顿，_____。

（一点也不）

四、排列顺序。

1. A：大人们都喜欢玩儿

B：甚至连小孩儿也喜欢玩儿

C：这个游戏很好玩儿

_____

2. A：我跟他以前在中国一起学过汉语

   B：他现在在做什么工作，我也不清楚

   C：就没有再联系过

   D：毕业以后

   _____

3. A：不过，后来由于我没及时给花浇水

   B：花谢了，叶子也全落了

   C：一开始，开了好几朵花，非常漂亮

   D：前一段时间，我朋友送了我一盆花

   _____

4. A：请求别人原谅的时候

   B：首先要态度诚恳

   C：然后还得注意说话的方式

   _____

5. A：要是你看见他的话

   B：老师让他明天下午三点参加一个学术沙龙

   C：要是没见到的话，就算了

   D：就帮我通知他

   _____

五、综合填空。

守株待兔

从前，宋国有个农夫，他种了好几亩田，每天都在田里勤劳地工作。

有一天，他正在田里干活，忽然，看到有一只兔子①_____他身边跑了过去，接着，兔子就撞②_____了田边的树上。他走过去一③_____，发现兔子竟然撞④_____。他高兴⑤_____，就把那只兔子捡起来，带回去让妻子给他做了一顿兔子肉。

第二天，他早早就到田里，但是什么也不干，⑥_____坐在那棵树

下，等了一天。原来他是在等另一只兔子再撞到树上，⑦＿＿＿＿＿捡回家吃兔子肉。

就这样，一天、两天过去了，十天、半个月过去了，农夫每天还是早早来到田里，坐在那棵树下等，什么也不做。最后，他没有等到兔子，田里⑧＿＿＿＿＿长满了荒草。秋天来了，什么也没有收获。

"守株待兔"这个成语告诉我们，有些事情只是偶尔发生，不是经常发生的，不要总是期待这些事情发生，而忘记了主观努力。

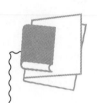

医学常识
Medical knowledge

静脉输液

静脉输液因为药量可控，并能使药物迅速直接地进入静脉，所以在临床治疗和危重病人抢救中起着十分重要的作用。但是输液一旦发生不良反应，后果将十分严重。输液过程中，发现患者有胸闷心慌、脸色苍白、皮疹、恶心、呕吐等异常情况，应考虑可能是输液或药物的不良反应。

执行静脉输液治疗时，应做好查对工作，仔细检查输液器材、包装、输液种类、性质、速度等。严格执行无菌操作原则，尽量减少药物种类和数量，如加药后出现褪色、结晶、澄明度改变时，需停止使用，立即更换。

因此患者在接受静脉输液过程中，医护人员一定要密切观察，以便及时处理。

单元复习（二）
Unit Review Two

 语法

（一）重点副词

难道　并　还是　只是　甚至　简直　从来

（二）重点介词

对　于　据说

（三）程度补语

1. 死了

2. 极了

3. 得＋很

4. 得＋不得了

（四）固定格式

1. 一来……二来……

2. 又……又……

（五）句式

1. 强调句

疑问代词"什么"

2. 反问句

哪里

难道

3. 比较句

越来越……

4. 复句

1）条件关系

只要……就……

2）选择关系

不是……而是……

……，不如……

3）目的关系

……，好……

4）转折关系

……，然而……

尽管……还是……

5）紧缩复句

越 A 越 B

（六）成语、俗语

入乡随俗　说来话长　别提了　不见不散　一举两得　无所谓

 功能/情景

（一）生活

1. 谈论饮食习惯

2. 很久不见的同学／朋友聊天

3. 谈论压力

4. 谈论休闲方式

5. 谈论旅游的好处

（二）医学

1. 讨论食物的养生、医疗价值

2. 谈论病情和手术

3. 谈论高原反应

4. 谈论伤口感染

5. 谈论输液扎针

单元练习（二）
Unit Test Two

第一部分 听力练习
Part One Listening Exercises

一、听录音，判断对错。

例如：我打算去成都旅游，不知道你暑假有没有时间。如果有时间，我们可以一起去旅游吗？

★ 他打算去成都旅游。✓

我现在很少去教室自习，不是因为我不想去，而是因为最近天气不好，天天下雨，所以我觉得去教室自习很麻烦。

★ 他现在经常去教室自习。✗

1. ★ 曼谷时间是下午两点整，伦敦时间是上午十点。 （   ）

2. ★ 李丹去青藏高原旅游，不需要带氧气袋。 （   ）

3. ★ 谢芳这段时间还是不要吃猪肉的好。 （   ）

4. ★ 饮食习惯不好会导致营养不良。 （   ）

5. ★ 苏里12月30号回到中国。 （   ）

6. ★ 我应该给大妈十块零五毛钱。 （   ）

7. ★ 实习护士扎针的技术不好。 （   ）

8. ★ 我没有看过张艺谋导演的电影。 （   ）

9. ★ 最近成都总是下雨。 （   ）

10. ★ 他认错人了，在图书馆见到的露西不是他的朋友。 （   ）

二、听录音，选择正确答案。

例如：女：快点走吧，马上要上课了！

男：没关系的，现在是两点半上课，还有半个小时呢！

问：现在是什么时候呢？

A. 两点半　　　B. 上课了　　　C. 两点 ✓　　　D. 不知道

11. A. 苏瑞的　　　　　　　　　B. 他自己的

C. 亨利的　　　　　　　　　D. 谁知道是谁的

12. A. 朋友　　　　　　　　　　B. 主人和客人

C. 老师和学生　　　　　　　D. 护士和病人

13. A. 她很累　　　　　　　　　B. 老师的课讲得不好

C. 她不爱学习　　　　　　　D. 她喜欢睡觉

14. A. 他不想去　　　　　　　　B. 他去过农家乐了

C. 他没有空　　　　　　　　D. 他不想和女的去

15. A. 八块　　　　　　　　　　B. 八块五毛

C. 二十五块　　　　　　　　D. 一块

16. A. 他没有时间　　　　　　　B. 女的不想跟他去

C. 他很忙　　　　　　　　　D. 他没有钱

17. A. 很喜欢　　　　　　　　　B. 她同意男的说的

C. 她不好意思　　　　　　　D. 她不喜欢

18. A. 是很便宜　　　　　　　　B. 太贵了

C. 很值得　　　　　　　　　D. 他太太买贵了

19. A. 她喜欢球类运动　　　　　B. 她很喜欢

C. 她非常不喜欢　　　　　　D. 马马虎虎

20. A. 7 点 57　　B. 8 点过三分　　C. 7 点 54　　D. 8 点

21. A. 图书馆　　B. 菜市场　　　　C. 警察局　　D. 邮局

22. A. 他生气了　B. 他听不懂　　　C. 他很高兴　　D. 他不自信

23. A. 土豆　　　　　　　　　　B. 麻婆豆腐

C. 牛肉　　　　　　　　　　D. 西红柿炒鸡蛋

24. A. 咖啡　　　　B. 牛奶　　　　C. 奶茶　　　　D. 绿茶
25. A. 洗澡　　　　B. 喝牛奶　　　　C. 上网聊天　　　　D. 准备睡觉

 三、听短文，选择正确答案。

例如：

　　今天下午三点在留学生办公室开会，请各位学生准时参加。请每个班的班长通知每一位同学。不能迟到，也不能不参加。

问：今天下午在哪里开会？

A. 在留学生办公室 ✓　　　　　　B. 在教室

C. 在图书馆　　　　　　　　　　D. 在玛丽的宿舍

26. A. 恶心　　　　B. 呕吐　　　　C. 心慌　　　　D. 发烧
27. A. 她身体很好　　　　　　　　B. 她很幸运

　　C. 她带了很多氧气袋　　　　　D. 她不会发生高原反应
28. A. 无论　　　　B. 没问题　　　　C. 没关系　　　　D. 无论如何
29. A. 清水　　　　B. 碘酒　　　　C. 纱布　　　　D. 创可贴
30. A. 鸡汤　　　　B. 羊肉火锅　　　　C. 苹果　　　　D. 西红柿

31. A. 减肥就是不吃肉菜，只吃水果和蔬菜

　　B. 饮食一定要平衡，因为肉菜里面有很多人体所需的营养

　　C. 要保持心情愉快，这样有利于减肥

　　D. 适当的运动对身体有好处

32. A. 因为这些食物会让他变聪明

　　B. 因为这些食物会让他变漂亮

　　C. 因为他需要足够的热量和蛋白质

　　D. 因为他有点儿胖

33. A. 我比较苗条，因为我喜欢吃水果

　　B. 我从来不吃肉菜，只吃蔬菜和脂肪含量少的食物

　　C. 我喜欢喝果汁，因为我想变瘦一点

　　D. 我的牙不好，所以我很少吃糖

34. A. 世博会会馆 　　　　　　B. 浦东开发区

　　 C. 上海的夜景 　　　　　　D. 白天的景色

35. A. 宿舍下面 　　B. 宿舍对面 　　C. 宿舍右边 　　D. 宿舍后面

第二部分 综合练习
Part Two　Comprehensive Exercises

一、朗读

1. 短语

比较安全	比较困难	比较卫生
全家	全校	全国
必须完成	必须包扎	必须注意
简直美极了	简直不能相信	简直像真的一样
从来不喝酒	从来不认识	从来没打过点滴

提供食宿	提供信息	提供服务
提高水平	提高能力	提高标准
造成骨折	造成误会	造成交通事故

严格规定	严格遵守	严格的纪律
积极参加	积极治疗	态度积极

一篇文章	一篇短文	一篇报道
一把椅子	一把雨伞	一把水果刀

按照要求	按照说明	按照法律
一米以上	五人以上	三十七度以上

2. **俗语**

有一利必有一弊。

一日不读口生，一日不写手生。

人是铁，饭是钢，一顿不吃饿得慌！

磨刀不误砍柴工。

欲速则不达。

二、用正确的关联词把下列两个句子连成一句话。

只要……就……	不管……都……	不是……而是……
尽管……还是……	与其……不如……	一来……二来……

1. 我现在还不知道我爸妈是否能答应我，让我去中国留学。

   我已经下定决心，今年一定要去中国留学。

   _____。

2. 我爸妈不让我去中国留学。

   我决定今年一定要去中国留学。

   _____。

3. 今天是周末，街上人特别多，我们别出去逛街了。

   我觉得我们在家呆着更好。

   _____。

4. 今天麦克没来上课，大家以为他又睡懒觉了。

   麦克今天没来上课，是因为他生病住院了。

   _____。

5. 学习汉语的好处有很多，可以学习中国文化，结交很多中国朋友。

   学习汉语还可以帮助你找到一份满意的工作。

   _____。

6. 明天你来参加我的婚礼吧。

   我和我的家人会很热情地欢迎你。

   _____。

三、用指定的词语完成句子。

1. 这次来到中国，发现中国跟过去相比有了很大的变化，_____。
   （越来越……）

2. 我们还是别出去了，你看外面的天气，_____。
   （越 A 越 B）

3. 要是出去旅行的话，坐火车最好，_____。
   （又……又……）

4. 他这个人胆子真大，_____。（什么）

5. 没办法才答应她了，_____。（并）

6. 你少喝咖啡，_____。（对 + 名词）

7. 快要期末考试了，他还天天都不来上课，_____。
   （看来）

8. 你又在骗我，_____？（"哪里"
   反问句）

9. 这件事情真好笑，_____？（"难道"
   反问句）

10. 你怎么还在这儿啊，_____？（不
    是……吗）

四、模仿造句。

1. 这样下去，学习效果肯定不好，不如先做点儿别的事情，让脑子休
   息休息。
   考完试去吃饭的话，不如去唱歌。
   _____，不如_____。

2. 城市越来越快的发展使人们的生活水平逐步提高，然而压力也越来
   越大。
   比赛结果已经出来了，然而我们都还不知道。
   _____，然而_____。

3. 不要吃油腻的食物，相反，应该吃清淡的、容易消化的食物。

   遇到这件事情，他不但没有伤心，相反，还很高兴。

   _____，相反，_____。

4. 卡瓦上个星期爬山的时候，胳膊被树枝刮破了，因为只流了一点儿

   血，所以她觉得无所谓，只是用纸巾擦了擦伤口。

   你写的这篇文章不错，只是有点长。

   _____，只是_____。

5. 你手术的事情怎么不告诉我们呢？我和其他同学好来看你啊。

   你把你比赛的时间和地点告诉我，我好去给你加油。

   _____，好_____。

五、改错句。

1. 这个桌子有二十多公斤左右。

   _____。

2. 武汉夏天的天气比北京热死了。

   _____。

3. 这种服装 20 世纪 80 年代才开始流行。

   _____。

4. 今天逛街看到一件毛衣，好看得慌。

   _____。

5. 快考试了，他这几天一直在忙准备。

   _____。

六、情景交际，下面的话在什么情况下说？

1. 这不是入乡随俗吗？

2. 我们不见不散。

3. 这真是一举两得啊。

4. 这就说来话长了。

5. 你不用管我，我无所谓。

七、阅读理解

这几天萨米尔忙得不得了，什么时候都在学习。我想跟他一起去看一场电影，他都说没有空。后来，我才知道，萨米尔最近一直在准备"汉语桥"的比赛。听说只要是留学生就可以参加。

他告诉我，卡瓦也想参加，但是她最近刚做了脾切除手术，每天都要打点滴。医生对卡瓦说身体比比赛重要，还是等身体恢复了再参加吧。以后不是还有很多机会吗？

现在学习汉语的人越来越多，汉语也越来越流行，"汉语桥"的比赛当然也就越来越有名了。尽管萨米尔觉得自己的汉语只是马马虎虎，他还是想试一试。一来可以提高自己的汉语水平，二来也可以认识更多的朋友。

昨天我看见他买了一大袋咖啡，里面大概有十五六小包。我想他怎么一下子买这么多呢，难道他的朋友来看他了吗？

一问才知道，他是为晚上学习做准备。这几天他睡得越来越晚，咖啡喝得越来越多。我说，你与其晚上不睡，不如早上早点起来学习。

谁知道听我这么一说他很不高兴。他说，不是我早上起不来，而是我白天根本没有时间。专业课又多又难，白天哪里还有时间准备比赛啊！

看来萨米尔真是努力得很啊，白天黑夜都在学习。

昨天他给我发了条手机短信，告诉我"汉语桥"比赛将于2010年5月20号上午在民族文化宫举行，希望我能陪他一起去。

读后回答下列问题：

1. 萨米尔最近为什么很忙？

2. 卡瓦怎么了？她能参加比赛吗？

3. 萨米尔的汉语好吗？他为什么想参加这个比赛呢？

4. 是不是有朋友来看萨米尔啊？他买了那些咖啡是干什么的呢？

5. 萨米尔白天在做什么？

6. 比赛什么时候、在哪儿举行？

附录一　录音文本

第一课

第一部分　听说练习

（一）听录音，判断对错。

1. 假期里全家人在一起非常热闹。

2. 我向师兄师姐们请教过了，他们都很支持我。

3. 我听了很难过，真想马上飞回去。

4. 我父亲前天突然出现心动过速，血压也升高了。

5. 看来我还得好好考虑一下读研的打算。

（二）听录音，选择正确答案。

1. 那你一定很舍不得离开家吧？

　　问：这句话是什么意思？

2. 我原来打算读完本科就回国找工作，但现在还想读研究生。

　　问：她原来打算做什么？

3. 你有这个目标很好，不过一定要努力才能实现。

　　问：怎样才能实现目标？

4. 我父亲前天突然出现心动过速，血压也升高了。

　　问：她父亲怎么了？

5. 父母总是让我很牵挂，特别是父亲。

　　问：她更担心谁？

6. A：卡瓦，你想考哪一科的研究生呢？

　　B：我想考眼科的研究生。

　　A：你师兄师姐也支持你考眼科的研究生吗？

　　B：当然，他们都很支持我。

问：卡瓦要考哪一科的研究生？

7. A：卡瓦，你怎么了？是不是生病了？

　　B：没有，我身体很好。

　　A：那脸色怎么这么难看？

　　B：刚才接到家里的电话，父亲住院了。我听了很难过，真想马上飞回去。

　　问：卡瓦的脸色为什么很难看？

8. A：听说你父亲住院了？

　　B：是的。他前天突然出现了心动过速、血压升高等症状，就送到医院去了。

　　A：查出原因了吗？

　　B：还在检查呢，医生说可能是电解质紊乱引起的。

　　问：父亲的病是什么引起的？

9. A：卡瓦，听说下星期你要回国了，是吗？

　　B：是的，我父亲身体不太好，我想回去看看他。

　　A：但是你不是要在中国读研究生吗？

　　B：父母总是让我很牵挂，看来我还得好好考虑一下读研的打算。

　　问：卡瓦还要读研究生吗？

10. A：卡瓦，你真的要读研究生了吗？

　　B：是啊，我很想当一个眼科医生。

　　A：那你要学眼科了？

　　B：对，我对眼科很感兴趣。

　　A：但是眼科很难学。你没有听师兄师姐说吗？

　　B：没关系。我相信我能学好。

　　问：卡瓦为什么想当眼科医生？

第二课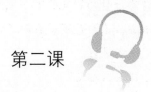

第一部分 听说练习

 （一）听录音，判断对错。

1. 科学家们经过调查后，发现病毒是由蝙蝠传播的。

2. 又过了一周左右，两个孩子也出现了严重的感冒症状。

3. 这种病毒通过空气和唾液广泛传播，传染速度很快。

4. 当感染的人群迅速增加时，想预防和控制它就已经来不及了。

5. 他的症状和感染马六甲病毒后的症状不一样。

 （二）听录音，选择正确答案。

1. 暑假就要到了，我想去旅游，但是感冒了，哪儿都去不了了。

   问：为什么不能去旅游？

2. 感染马六甲病毒的人会出现发烧、咽喉疼痛、咳嗽等跟感冒差不多的症状。

   问：感染马六甲病毒的人不会出现什么症状？

3. 去年5月，突然有只蝙蝠飞进一家人的屋子，在屋子里乱飞了两三分钟后才出去。大概一个星期后，39岁的父亲就开始发病了。

   问：父亲多长时间后开始发病的？

4. 马六甲病毒通过空气和唾液广泛传播，传播速度很快。

   问：马六甲病毒通过什么传播？

5. 科学家已经证实，马六甲病毒也能导致像SARS那样严重的呼吸道疾病。

   问：SARS是什么疾病？

6. A：杜坤，暑假就要到了，放几天假啊？

   B：听说要放两个月。

   A：太好了，我们可以出去玩儿了。你想出去玩儿吗？

   B：我想出去玩儿，但是我感冒了，要在家里休息。

   A：太遗憾了。

　　问：暑假要放多少天假？

7. A：听说科学家发现了一种新病毒。

　　B：是吗？它叫什么病毒？

　　A：马六甲病毒。

　　B：它一定是在马六甲发现的吧？

　　A：是的，马来西亚马六甲郊区的一家人正在看电视，突然有只蝙蝠飞进屋子，传播了这种疾病。

　　问：蝙蝠在什么时候飞进马六甲一家人的屋子里？

8. A：马六甲病毒会传染吗？

　　B：当然会，传播速度很快。

　　A：感染马六甲病毒有什么症状吗？

　　B：感染马六甲病毒的人会出现发烧、咽喉疼痛、咳嗽等症状。

　　A：它的症状跟感冒差不多。

　　B：对，所以当医生看到患者有这些症状的时候，开始很可能会以为是感冒。

　　问：感染马六甲病毒的患者的症状跟什么疾病的症状差不多？

9. A：马六甲病毒是怎么传播的？

　　B：马六甲病毒通过空气和唾液广泛传播，传播速度很快。当感染的人群迅速增加时，想预防和控制它就已经来不及了。

　　A：你听说过 SARS 吗？

　　B：也是一种传染病毒吗？

　　A：对。SARS 在中国传播的时候，也是通过空气传播，而且在全国传播很快，很多人都因为治疗不及时而死了。

　　问：哪个是马六甲病毒和 SARS 的不同特点？

10. A：马六甲病毒能预防和控制吗？

　　B：它的传播速度太快了，想预防和控制是非常困难的。

　　A：科学家找到解决的方法了吗？

　　B：为了找到预防和治疗马六甲病毒的方法，科学家们已经研究了很长时间了。

　　A：相信很快就会有结果的。

　　问：科学家找到解决马六甲病毒的方法了吗？

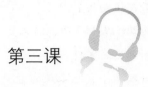

第三课

第一部分　听说练习

 （一）听录音，判断对错。

1. 我不习惯吃辛辣的食物，胃肠道受不了这样的刺激。

2. 拉肚子的时候，除了吃药以外，最好多喝水，以防脱水，出现电解质紊乱。

3. 你千万别拿自己的健康开玩笑啊！

4. 沙门氏菌是急性胃肠炎的主要原因。

5. 四川人几乎顿顿都吃辣的。

 （二）听录音，选择正确答案。

1. 我去不了了，拉了两天肚子，疼得厉害。

   问：她得了什么病？

2. 如果吃太多刺激性的不容易消化的食物，就可能引起肠胃疾病。

   问：怎样做可能得肠胃疾病？

3. 沙门氏菌是急性胃肠炎的主要原因，严重时会有生命危险。

   问：感染了沙门氏菌会怎么样？

4. 肉、蛋、奶等高蛋白动物性食物比植物性食物更容易感染沙门氏菌。

   问：什么更容易感染沙门氏菌？

5. 今天的雨下得跟昨天的一样大。

   问：这句话什么意思？

6. A：古迪，今天还在下雨，又不能出去打篮球了。

   B：那我们去做点儿别的吧！

   A：你想去做什么？

   B：卡瓦，我们去看电影、吃火锅，怎么样？

   A：也可以。

   问：卡瓦开始的时候想去做什么？

7. A：我们去看电影，怎么样？

B：我去不了，这两天拉肚子，疼得厉害。

A：你是不是又吃火锅了？

B：是啊，谢芳也常常吃火锅，怎么就不拉肚子呢？

A：他们四川人从小就吃辛辣的食物，胃肠道受得了这样的刺激。

问：谢芳吃火锅为什么不拉肚子？

8. A：你在四川这么多年了，吃火锅还拉肚子吗？

B：对啊！你看四川人吃火锅就不会拉肚子。我应该多吃火锅。

A：你还有心情开玩笑啊！如果吃太多刺激性的不容易消化的食物，就可能引起肠胃疾病。你去医院检查了吗？

B：检查了。医生说我是急性胃肠炎，给我开了一些消炎药。

A：你还应该多喝水，以防脱水，出现电解质紊乱。

问：A说"你还有心情开玩笑啊！"是什么意思？

9. A：萨米尔，你来中国以后得过急性胃肠炎吗？

B：得过。

A：也是因为吃火锅吗？

B：不是，是因为吃皮蛋。那次吃了皮蛋以后很快就上吐下泻、体温升高、肚子疼痛。

A：知道是什么原因引起的吗？

B：医生说是感染了沙门氏菌，

问：哪个不是急性胃肠炎的症状？

10. A：除了皮蛋以外，你知道还有什么食物也容易感染沙门氏菌吗？

B：这就多了，比如肉、蛋、奶等等。而且这些高蛋白动物性食物比植物性食物更容易感染沙门氏菌。

A：有什么办法能避免感染沙门氏菌呢？

B：办法很多，比如食物要高温灭菌。另外生活用品的消毒也很重要，不但餐具、毛巾要消毒，而且马桶、水龙头开关等也要消毒。

问：B说有什么物品需要消毒灭菌？

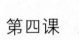

第四课

第一部分 听说练习

（一）听录音，判断对错。

1. 萨米尔脾脏破裂，昨天晚上做了脾切除手术。

2. 萨米尔因为外伤引起了脾破裂，杜坤把他送到了医院。

3. 脾破裂后，抢救的时机很重要，如果晚了，就可能有生命危险。

4. 萨米尔脾脏破裂的情况很严重，医生们不得不给他做了脾切除手术，还给他输了血。

5. 萨米尔的手术很成功，通过一段时间的调养，他身体的免疫系统就能恢复正常。

（二）听录音，选择正确答案。

1. 萨米尔让我给他请个假，他可能两三个星期都不能来上课了。

　　问：萨米尔多长时间不能来上课？

2. 萨米尔昨天下午踢足球的时候被撞倒了，很快左上腹就剧烈地疼了起来。

　　问：萨米尔被撞倒后，哪里剧烈地疼了起来？

3. 医生发现萨米尔是因为外伤引起了脾破裂，破裂情况很严重。

　　问：萨米尔为什么会出现脾破裂？

4. 幸亏你们及时把他送到了医院，不然后果就太可怕了。

　　问："幸亏"是什么意思？

5. 脾切除以后会稍微影响到萨米尔对病毒的抵抗力。

　　问：这句话是什么意思？

6. A：听说萨米尔不能来上课了。

　　B：是啊！

　　A：他怎么了？

　　B：他昨天晚上做了脾切除手术。

　　A：他为什么要做手术呢？

B：昨天下午踢足球的时候他被撞倒了，引起了脾破裂。

问：萨米尔为什么要做手术？

7. A：萨米尔手术做得怎么样？

B：很成功。

A：那他现在好些了吗？

B：还在重症监护室里呢！

问：萨米尔的病怎么样了？

8. A：你知道吗？萨米尔伤得很严重！

B：你听谁说的？

A：送他去医院的同学说的。

B：后来怎么样了？

A：医生给他做了脾切除手术，还给他输了血，才抢救过来。

B：幸亏抢救得及时，不然后果就太可怕了。

问：医生没有给萨米尔做什么？

9. A：老师，我能看一下您的教案吗？

B：好啊，刚才我讲得有点儿快，你没有记下来吧？

A：对，我有两点没记全。

B：你学习真努力啊！

A：萨米尔正在住院，很多功课没有学到，我答应他把老师讲的都记下来，等他好了就帮他补习。

问：学生为什么要记全老师讲的功课？

10. A：脾切除后会影响萨米尔正常生活吗？

B：肯定会有一些，因为脾脏是人体内最大的免疫器官，切除后会稍微影响到他对病毒的抵抗力。

A：这真是太糟糕了！

B：放心吧，老师。脾脏并不是唯一的免疫器官，手术后通过一段时间的调养，他身体的免疫系统就能恢复，部分免疫功能会被其他免疫器官代替。

问：从这一段话中，你能知道什么？

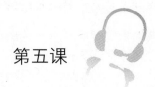

第五课

第一部分　听说练习

（一）听录音，判断对错。

1. 根据你这几天的情况来看，你的胃肠道功能已经恢复了。

2. 在西医中，脾的重要作用是过滤血液和人体免疫。

3. 在西医中，脾就是脾脏，它是人体最大的淋巴器官。

4. 西医的消化系统包括舌、牙、胃、小肠、大肠、肝脏、胰腺、脾脏等。

5. 在西医中，人没有脾，仍然可以活下去。

（二）听录音，选择正确答案。

1. 萨米尔，从这几天的情况来看，你的胃肠道功能已经恢复了，伤口愈合得也不错，再过几天就可以出院了。

    问：萨米尔怎么了？

2. 西医中认为"脾"能过滤血液和人体免疫，中医中认为没有了"脾"，人就无法活下去了。

    问：西医中认为"脾"的作用是什么？

3. 脾不是人体唯一的免疫器官，没有了脾，人仍然可以活下去。

    问：这句话是什么意思？

4. 你不用感谢我，救死扶伤是我们医生的职责。

    问："救死扶伤"是什么意思？

5. 你做了脾切除手术，要预防感染，要注意饮食调养，补充蛋白质和维生素。

    问：下面哪个不是脾切除后需要注意的？

6. A：萨米尔，你已经住院两个多星期了吧？感觉怎么样？

    B：感觉好多了。谢谢您，刘大夫。我可以出院了吗？

    A：从这几天的情况来看，你的胃肠道功能已经恢复了，伤口愈合得也不错，再过几天就可以出院了。

    B：刘大夫，真不知道该怎么感谢你们才好！

A：谢什么啊，救死扶伤是我们医生的职责。

问：萨米尔说"真不知道该怎么感谢你们才好"是什么意思？

7. A：刘大夫，我的脾切除了，出院后应该注意些什么呢？

B：你的脾切除了，要预防感染。

A：我还能踢球吗？

B：先不要做剧烈活动，等身体恢复得比较好了再踢吧。

A：饮食上呢？

B：饮食方面，关键要补充营养。

问：下面哪个是病人出院后不能做的事？

8. A：在中医中，脾是什么呢？

B：这样说吧，西医的消化系统，包括舌、牙、胃、小肠、大肠、肝脏、胰腺等，差不多就是中医的"脾"。

A：那么西医中的脾的作用是什么呢？

B：西医中的脾的作用是过滤血液与人体免疫。在西医中，没有了脾，人仍然可以活下去。但是，在中医中，人没有了脾，就无法活下去了。

问：下面哪一个说法是不对的？

9. A：在西医中，脾是什么呢？

B：就是我们经常说的脾脏。

A：那西医中的脾的功能是什么？

B：它的重要作用是过滤血液和人体免疫。

A：这么说，在西医中，脾是一个免疫器官，是吗？

B：对，而且它是人体最大的淋巴器官。

问：下面哪一个说法是不对的？

10. A：在中医中，人没有了脾，还能活吗？

B：当然不行，它可是西医中的消化系统啊！

A：在西医中，没有脾，人能活吗？

B：脾不是非要不可，因为人体还有别的免疫器官。

A：脾在哪儿呢？

B：在人体腹腔的左上部。

问：脾在人体的哪儿？

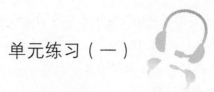

单元练习（一）

第一部分

 （一）听录音，判断对错。

一共 10 个题，每题听一遍。

例如：我打算去成都旅游，不知道你暑假有没有时间。如果有时间，我们可以一起去旅游吗？

★ 他打算去成都旅游。

我现在很少去教室自习，不是因为我不想去，而是因为最近天气不好，天天下雨，所以我觉得去教室自习很麻烦。

★ 他现在经常去教室自习。

现在开始第 1 题：

1. 这位同学您好，非常对不起，今天是五一劳动节，学校食堂不上班，请您去别的地方吃饭吧。

2. 对不起，您可以把窗户关上吗？我觉得有点儿冷。如果您不觉得冷，我们换个座位吧。我坐的地方风很大。

3. 昨天，一班、二班、三班举行了足球比赛。一班和二班比赛，二班输了；二班和三班比赛，三班赢了；一班和三班比赛，一班赢了。

4. 汉语学习很简单，发音、语法都很容易，但是写汉字很难，所以很多留学生不喜欢写汉字。但是，会写汉字才能学好汉语啊！

5. 去年夏天我去了北京旅游，今年夏天我去上海旅游了。北京和上海都是现代化的大城市，在那里旅游让我很开心。但是，如果明年有机会，我不会去北京上海这样的大城市了，我会去四川看大熊猫。

6. 听说最近很多人感染了马六甲病毒，所以每天都有很多病人去医院检查身体，看看自己有没有感染上这种病毒。为了防止感染马六甲病毒，最好不要去人多的地方，而且要经常洗手。

7. 很多中国菜很辣，这和我们国家的菜不一样。第一次在中国吃火锅的时候，因为不习惯中国的饮食习惯，我还拉了很多天的肚子。

8. 来中国以后，玛丽爱上了中国的茶。每天早上、中午、下午、晚上她都
   要喝一杯绿茶。三个月后，妈妈来中国看她，发现玛丽又漂亮又苗条。
   玛丽告诉妈妈，喝中国茶，我美丽我健康！

9. 2月14号情人节到了，小李给女朋友买了一束玫瑰花，一盒巧克力。
   他想女朋友一定会很高兴。

10. 我不想当班长了，大家都觉得很奇怪。不是我不愿意当班长，而是同学
    们都不来上课，总是要我帮他们向老师请假。我认为这样很不好，所以，
    如果我不是班长了，就不用帮他们请假了。

 （二）听录音，选择正确答案。

一共 15 个题，每题听一遍。

例如：女：快点走吧，马上要上课了！

　　　男：没关系的，现在是两点半上课，还有半个小时呢！

　　　问：现在是什么时候呢？

　　　A. 两点半　　　B. 上课了　　　C. 两点　　　D. 不知道

现在开始第 11 题：

11. 男：喂，喂，这位同学，您走错了，这是男厕所。

　　　女：我不是学生，我是打扫厕所的工人。现在不能上厕所了。

　　　问：他们现在在哪里？

12. 女：我最喜欢打篮球了，大家都说我是个篮球迷。

　　　男：这么说，你一定很喜欢姚明了。可是女孩子怎么会喜欢打篮球呢？

　　　问：姚明是干什么的？

13. 男：你毕业了想干什么？当医生还是当老师？

　　　女：毕业了我打算读研究生，研究生毕业了我想回国当医生。

　　　问：现在这个女孩子是干什么的？

14. 女：你喜欢中国的季节吗？

　　　男：喜欢得不得了。春天、夏天、秋天、冬天，每个季节我都喜欢。

　　　问：中国有几个季节？

15. 男：我不喜欢太瘦的女孩子。那样的女孩子看起来不健康！

　　　女：听你这么说，一定很喜欢杰西那样的女孩子了。

　　　问：杰西怎么样？

16. 女：为什么我给你打电话总是没有人接呢？上午你不是不上课吗？

男：就是因为不上课，我才关机的，这样我好睡觉啊。

问：女的什么时候给男的打电话的？

17. 男：我的护照不见了，到处找了都没找到。你说该怎么办啊？

女：我也不知道，我们先打个电话问问老师，然后再去找警察！

问：他们在找什么？

18. 女：苹果、橘子、香蕉、梨子，你喜欢吃哪一种？

男：当然是苹果了，苹果维生素高。

问：男的喜欢吃什么？

19. 男：打扮得这么漂亮，要去哪里啊？

女：去接男朋友，今天他出院。

问：女孩子的男朋友现在在哪里？

20. 女：谢谢你帮我辅导功课，等我感冒好了，我请你吃饭吧！

男：别客气！我们是朋友，这是我应该做的。

问：女的为什么要谢谢男的？

21. 男：为什么你要戴口罩啊？是不是天气太冷了？

女：天气很好！但是我对树上掉的花过敏。

问：女的为什么戴口罩？

22. 女：中国的大学生不喜欢用 MSN 聊天吗？

男：比起 MSN，他们更喜欢用 QQ 聊天。

问：中国的大学生喜欢用什么聊天？

23. 男：老师说明天晚上七点有关于组胚学的讲座，你想去听吗？

女：我想是想，但是我对组胚学不感兴趣。我更喜欢遗传学。

问：女的是什么意思？

24. 女：西红柿、土豆、鸡肉、牛奶……这些食物你喜欢吃哪些？

男：我不吃肉奶蛋等蛋白质高的食物，现在我正在减肥呢！

问：男的喜欢吃什么食物？

25. 男：听说中国人以前不用钢笔写字，他们用毛笔写字，是吗？

女：是的。用毛笔写字是中国的文化，现在还有很多人会写漂亮的毛笔字呢。

问：以前的中国人用什么笔写字？

（三）听短文，选择正确答案。

一共 10 个题，每段短文听一遍。

例如：

今天下午三点在留学生办公室开会，请各位学生准时参加。请各班班长通知每一位同学。不能迟到，也不能不参加。

问：今天下午在哪里开会？

A. 在留学生办公室　　B. 在教室　　C. 在图书馆　　D. 在玛丽的宿舍

第 26 到 27 题是根据下面一段话：

这是我来中国的第 10 天，在这 10 天里我学到了很多东西。举个例子吧，昨天我去买自行车，老板说他的自行车要 450 块钱一辆，我觉得太贵了，就问老板可不可以便宜一点。老板看我是个留学生，就同意了。我问他 250 块钱可以吗？老板听了后告诉我，汉语中的"250"是有特别意思的。如果说别人是二百五，就是说那个人不聪明。我听了很高兴，马上把老板说的话用钢笔写下来了，你看，我又学会了一个生词。

26. 问：老板说他的自行车怎么卖？

27. 问：下面哪个数字有"不聪明"的意思？

第 28 到 29 题是根据下面一段话：

马上就要放暑假了，小明别提有多高兴了。他打算好好利用暑假的时间去广州旅游，最好是跟小丽一起去。想到小丽，小明笑了，他拿出手机给小丽打了个电话。但是，非常遗憾，小丽告诉小明，她不能跟小明一起去了。因为去年她已经跟杰克、苏珊一起去过上海、苏州、广州还有香港了。并且，马上要考 HSK 了，她得好好准备呢。

28. 问：小丽去过下面哪些地方？

29. 问：为什么小丽不能跟小明一起去广州？

第 30 到 31 题是根据下面一段话：

去年 12 月，李娜做了脾切除手术。虽然已经过去半年多了，但李娜的身体还是没有完全恢复过来。她总是感冒、流鼻涕、咳嗽。昨天去医院看病的时候，医生告诉她，她之所以总是感冒咳嗽，是因为她做了脾切除手术，毕竟脾脏是人体最大的免疫器官。但是，医生又说，脾脏并不是人体唯一的免疫器官，只要手术后身体的免疫系统逐渐康复了，部分免疫功能就会被其他器官所代替，所以医生要李娜不要着急，要保持心情愉快。关键是要多锻炼身体，尽快恢复健康。

30. 问：哪句话是不正确的？

31. 问：李娜应该怎么做才能尽快恢复健康？

第 32 到 33 题是根据下面一段话：

昨天下午小叶的肠胃很不舒服，不仅有点儿发烧，而且不停地拉肚子。一晚上就拉了八九次，一直都睡不好。早上一起床她的室友就陪她去医院看病了。门诊部的医生告诉小叶，没有什么大的问题，只是因为小叶刚来中国，不太适应中国的饮食习惯。以后不要吃太辣的、容易上火的食物，比如四川菜、湖南菜等。小叶听了很后悔，昨天中午，她和亨利在学校食堂吃的就是火锅，谁想到晚上就病了。

32. 问：小叶生病了，有哪些症状？

33. 问：下面哪种食物，小叶不能吃太多？

第 34 到 35 题是根据下面一段话：

晚上，凡卡给他的朋友打电话，说今天他太倒霉了。生病本来就很不幸了，谁知道到了医院又遇上了一个刚刚毕业的护士。打青霉素的时候，要做皮试。护士扎了五六针都没有扎好，疼得凡卡都快要哭了。幸亏这时候护士长来了，很快就帮凡卡扎好了针。

34. 问：护士可能给凡卡扎了几针？

35. 问：最后是谁帮凡卡扎的针？

第六课

第一部分　听说练习

 （一）听录音，判断对错。

1. 虽然鱼不油腻，但是这几天我胃口不太好，什么都不想吃。

2. 卡尔很喜欢吃肉，只要是有肉的菜，他都喜欢吃。

3. 喝果汁很好，果汁能增强人体的免疫力。

4. 水果、蛋糕、巧克力都是高热量的食物，吃了会让人变胖。

5. 喝果汁不能代替直接吃水果，因为喝果汁会减少人们对水果中纤维素的吸收。

（二）听录音，选择正确答案。

1. 你多吃点儿鱼吧。吃鱼对身体很好，不是说女人吃鱼漂亮，男人吃鱼聪明吗？

   问：多吃鱼对女人有什么好处？

2. 古迪，我跟你不一样，我什么都喜欢吃，什么都想尝尝。来中国以后，我已经吃过好多中国菜了。

   问：这句话是什么意思？

3. 很多女孩子都不喜欢吃巧克力、蛋糕、糖果和肉菜，因为这些食物含有很高的热量，吃了之后很容易让人变胖。女孩子要是变胖了，就不漂亮了。

   问：为什么很多女孩子不喜欢吃巧克力、蛋糕、糖果和肉菜？

4. 减肥其实并不难。只要我们坚持做运动，每天都有好的心情，不吃太多的食物，就能得到满意的减肥效果。

   问：怎么样才可以得到满意的减肥效果？

5. 你听说过这个消息吗？原来多吃水果可以让女生变得更加漂亮健康。

   问：下面说法正确的是？

6. A：卡尔，你在吃什么？

   B：麻婆豆腐和宫保鸡丁。你呢？

   A：凉拌黄瓜。

   B：你怎么吃这么少啊？是不是怕变胖啊？

   A：不是的，我这几天胃口不太好，什么都不想吃，过几天应该就会好了。

   问：古迪为什么不想吃东西？

7. A：不知道怎么了，我这几天什么都不想吃。

   B：你想不想吃一点儿肉菜？

   A：我觉得肉菜太油腻了。

   B：那就吃鱼吧。吃鱼对身体很好，能让人变得更聪明。

   A：可是我不喜欢吃鱼。

   问：在饮食上，A是一个什么样的人？

8. A：你喜欢吃什么中国菜？

   B：我没有什么特别喜欢的。

A：你是不是有点儿挑食啊？我跟你不一样，我什么都喜欢吃，什么都想尝尝。来中国以后，我已经吃过好多中国菜了。

B：你真行！

A：中国人不是说要"入乡随俗"嘛！

问："入乡随俗"是什么意思？

9. A：我特别喜欢吃水果。

B：噢……你喜欢吃什么水果？

A：什么水果我都爱吃，我也很爱喝果汁。

B：喝果汁很好。果汁含有丰富的维生素，能增强身体免疫力。

A：听说还可以起到减肥的作用，让我们变得更漂亮。

问：喝果汁有什么好处？

10. A：杜坤，看起来你很喜欢吃肉吧？

B：是啊。家里人开玩笑，叫我"食肉动物"呢。

A：按照你的说法，我就应该叫"食果动物"了。

B："食果动物"？

A：就是喜欢吃水果呀。还很喜欢喝果汁。

B：喝果汁很好。不过喝果汁不能代替直接吃水果，因为喝果汁会减少人们对水果中纤维素的吸收。

问：喝果汁有什么坏处？

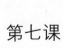

第七课

第一部分　听说练习

（一）听录音，判断对错。

1. 玛丽，你得健忘症了吧？我们才这么短时间没有联系，你就不记得我了吗？

2. 我两个月前消化道出血，不得不做了小肠切除手术。

3. 我今天来医院做小肠切除手术后的复查，还不知道结果。

4. 医生说小肠部分切除以后，要严格控制脂肪的摄入。

5. 做完小肠切除手术后，不能吃太多油腻的食物，应该多吃清淡的、容易
消化的食物。

（二）听录音，选择正确答案。

1. 我哪里得健忘症了，你才得了呢？

   问：说这句话的人是什么意思？

2. 哪里是在减肥呀，是因为这两个来月我一直在生病。

   问："两个来月"是多长时间？

3. A：我这几天一直不太想吃东西，我想我可能病了。

   B：那你应该去看医生啊！我跟你一起去吧。

   A：我想去啊。可是我给我的医生打电话了，他不在中国，他去美国了，
   明天才回来。

   B：那我们明天去吧。

   A：也只能这样了。

   问：为什么今天不能去医院看病呢？

4. 你又丢了手机，总是不小心。

   问："你"是一个什么样的人？

5. 我现在要吃清淡的、容易消化的食物，而且还要少食多餐，一天吃六、
七次才好。

   问：这句话是说要怎样吃饭？

6. A：你怎么这么瘦了？是不是在减肥？

   B：哪里是在减肥呀，是因为这两个来月我一直在生病。

   A：看来很严重吧？

   B：比较严重，还做了小肠切除手术呢。

   A：切除多久了？

   B：差不多有一个月了。

   问：B 做的小肠切除手术有多长时间了？

7. A：你今天复查的情况怎么样？

   B：医生说我切除了一部分小肠以后，食物在肠内停留的时间变短了，
   营养没有完全被吸收就被排出了体外，所以手术后就会很快瘦下去，
   过一段时间才会恢复。

   A：就是说你怎么吃也长不胖。

B：可能是吧。

问：他为什么怎么吃也长不胖？

8. A：这段时间你过的怎么样？

B：我很好。说说你吧……你病得这么重，怎么不告诉我们呢？

A：别提了，我把你们的电话号码弄丢了。

B：你总是不小心啊。

A：是啊。老毛病，怎么改也改不掉。

问：为什么她不和同学联系？

9. A：我刚做完小肠切除手术，所以变得很瘦。

B：那你就吃好点儿，多吃鸡啊、肉啊什么的。

A：那可不行。

B：为什么？

A：医生说小肠部分切除以后，营养素的吸收没有正常人那么好，特别是脂肪，所以要严格控制脂肪的摄入。

B：那就吃清淡的、容易消化的食物。

问：她适合吃哪种食物？

10. A：听说你做了小肠切除手术？

B：是啊，差不多做了有一个月了。

A：那你今天是来医院复查的吗？

B：是的，我的手术医生今天上班。

A：复查过了没有？

B：已经复查过了。

A：结果怎么样？

B：哎，说来话长啊。

问："说来话长"是什么意思？

第八课

第一部分　听说练习

（一）听录音，判断对错。

1. 农家乐很好玩儿，去年秋天，我们几个同学一起去玩儿了一次。

2. 谢芳给我打电话，明天早上八点钟，大家在宿舍门口集合。

3. 人们可以在农家乐聊天儿、喝茶、下棋、打牌、散步。

4. 我想休息休息，去农家乐轻松一下，然而，我要准备考试，不能去。

5. 农家乐的消费不高，客人只要花一点儿钱，就可以在农家乐休息娱乐。

（二）听录音，选择正确答案。

1. 功课要是不复习复习，有些问题也不会很明白，还是糊里糊涂的。

　　问："糊里糊涂"是什么意思？

2. 长时间学习，效果不好，你应该出去玩儿玩儿，放松一下。

　　问："放松"这里是指什么？

3. 在农家乐可以休息娱乐，听起来就很有意思。

　　问：在这里，"有意思"指什么？

4. 随着城市越来越大，高楼大厦越来越多，城里人周末或节假日都喜欢去郊区的农家乐玩儿玩儿，呼吸一下新鲜空气。

　　问：为什么城里人喜欢去"农家乐"？

5. 你是想在农家乐吃吃地道的农家菜，对不对？

　　问：在这里，"地道"是什么意思？

6. A：卡瓦，瞧你累的，在忙什么呢？

　　B：我在复习呢。

　　A：在准备考研吗？

　　B：不是，就是觉得很多学过的内容都忘了。

　　A：长时间学习，效果可不好，不如先休息休息。

　　问：卡瓦为什么要复习？

7. A：卡瓦，你在复习免疫学吗？

B：是的，谢芳。很多学过的内容我都忘记了。

A：我也是这样的。

B：而且要是不复习复习，有些问题也不会很明白，还是糊里糊涂的。

A：可不是。这几天我也在复习免疫学，总是有很多问题，简直把我累死了。

B：那就放松一下，去农家乐玩儿玩儿吧！

问：谢芳的免疫学学得怎么样？

8. A：谢芳，农家乐是什么地方？

B：农家乐……这么说吧，农家乐就是农民的家。农民在院子里、土地上种上花草树木，再摆上一些桌、椅、棋牌什么的，让客人付一点儿钱，来他的家里休息娱乐。这样的地方就被称为"农家乐"。

A：听起来很有意思。

B：是啊。好玩儿极了！人们可以在那儿聊天儿、喝茶、下棋、打牌、散步，还可以钓鱼，或者跟农民一起种菜、摘水果等等。

问：为什么"农家乐"很好玩儿？

9. A：我们明天去农家乐玩儿玩儿怎么样？

B：好啊，咱们和同学们一起去。不过我这几天感冒了，跟你们在一起，我怕你们也得感冒。

A：你感冒了啊？严不严重啊？

B：昨天去看医生了，医生说休息几天就会好了。不要担心。

A：这样啊，那就好。农家乐是很干净的地方，风景也很优美，你感冒了，心情不好，更应该去玩儿玩儿。

B：真的吗？我真的可以跟你们一起去吗？

A：当然可以。不要担心我们会被传染，我们的身体可好着呢。

问：为什么B担心去农家乐？

10. A：最近工作压力越来越大了。

B：那为什么不轻松轻松，出去玩儿玩儿呢？

A：可是去哪里玩儿好呢？

B：去农家乐吧。现在城市里的人都喜欢在周末或节假日的时候去农家乐玩儿。

A：为什么呀？

B：因为那里空气新鲜，自然环境优美，消费低，还可以在那里吃到地道的农家菜呢。

A：那太好了，这个周末是四月八号，我没空，下个周末我正好有空，我们叫上玛丽，一起去吧。

问：他们想什么时候去农家乐？

第九课

第一部分　听说练习

（一）听录音，判断对错。

1. 中国有 56 个民族，每个民族都有自己独特的文化。

2. 在高原上要注意保暖，防止感冒，因为感冒是发生急性肺水肿的主要原因之一。

3. 虽然卡瓦从来没有请过汉语辅导老师，但是现在她的汉语口语进步很大。

4. 目前还没有防止或缓解高原反应的药物。

5. 参加了一个旅游团以后，卡瓦的汉语比以前流利多了。

（二）听录音，选择正确答案。

1. 我觉得参加旅游团真好。一来可以游览中国各地，二来可以认识中国朋友，练习汉语，真是"一举两得"。

   问："一举两得"是什么意思？

2. 香格里拉的著名景点有雪山、湖泊、草原、森林。不过那儿海拔在四千米以上，容易出现高原反应。

   问：下列哪个不是香格里拉的著名景点？

3. 去高原地区旅游的时候，要注意高原反应。还要多穿几件衣服，可以保暖，防止感冒。

   问：去高原地区旅游的时候，要注意什么？

4. 你参加旅游团之后，汉语进步可真大啊！以后我也想参加一个旅游团，跟中国朋友练练汉语。

问：这句话的意思是什么？

5. 这次旅游我不是一个人去的，也没有跟朋友一起去。我参加了一个旅游团。这个团除了我以外，其他的人都是中国人。

问：这次卡瓦是怎么旅游的呢？

6. A：这次旅游你都去了什么地方？

　　B：我去了云南的香格里拉，那里很漂亮。

　　A：你一个人吗？

　　B：我跟很多中国人去的，因为我们在一个旅游团里。

　　A：那你跟中国人说汉语了？难怪你的进步这么大。

　　B：是的，我每天都跟他们说汉语。不过，跟我说话最多的是我的导游。她很年轻，很漂亮，很热情，汉语说得很标准，很流利。我很喜欢她。

　　问：她的导游是个什么样的人？

7. A：你暑假跟旅游团去了哪儿？

　　B：我去了很多地方，不过，玩儿得最开心的地方是香格里拉。

　　A：香格里拉可是在高原上，你有没有出现高原反应？

　　B：有啊，我一到了那儿就开始头晕，呼吸困难，而且恶心。

　　A：这么严重啊？以后我可不敢去香格里拉玩儿了。

　　B：没关系的，导游说，在高原地区旅游，出现高原反应是很正常的。

　　问：出现高原反应时，我们不会怎么样？

8. A：我要去香格里拉旅游啦！

　　B：是吗？你第一次去，可要预防高原反应啊！

　　A：我都要注意什么呢？

　　B：刚到高原时，不要剧烈运动，要多多休息；最好买一个氧气袋，吸点儿氧气会让你舒服一些。

　　A：谢谢你告诉我。

　　B：还要注意保暖，防止感冒。在高原上感冒是产生急性肺水肿的主要原因之一。

　　问：下面哪句话是错的？

9. A：听说你这次不是一个人去旅游的，是吗？

　　B：是的，我是随团去的。

A：你不是觉得一个人旅游更有意思吗？

B：我现在不这么认为了，随团旅游也有很多好处。

A：比如说呢？

B：一来可以游览中国各地，二来可以认识中国朋友，每天跟他们说汉语，可以练习我的汉语口语呢。现在我的汉语说得比以前流利多了。

问：下面哪个不是随团旅游的好处？

10. A：卡瓦，你去香格里拉旅游了？

B：没错。

A：香格里拉有哪些著名的景点呢？你可以跟我说说吗？

B：香格里拉简直美得不得了。那里有美丽的湖泊，广阔的草原，漂亮的雪山，还有大片大片的森林。你要是去了那里，也会爱上她的。

A：是不是像我们上次去的农家乐一样好玩儿？

B：你真应该去一次香格里拉，那里比农家乐好玩儿多了。

A：我听说香格里拉有很多不同的民族，是吗？

B：是的，在香格里拉生活着 13 个民族。他们独特的民族文化简直有趣极了，新鲜极了。

A：哎呀，听你这么说，我真的很想去了。今年暑假我一定要去那里玩儿玩儿。

问：下面四句话，哪句话卡瓦没有说？

第十课

第一部分　听说练习

（一）听录音，判断对错。

1. 我从来没有打过点滴，不知道会不会很疼，所以有点儿害怕。

2. 打点滴时，药水不能滴得太快。太快的话，会增加心脏和肝肾的负担。

3. 护士请杜坤把胳膊放在面前的椅子上，然后伸直，握紧拳头。

4. 杜坤去打点滴，忘了拿注射单。护士说没有注射单，她不能给杜坤配药。

5. 护士扎针的技术真好，杜坤一点儿也没感觉到疼。

 （二）听录音，选择正确答案。

1. 受伤以后一定要及时处理伤口，防止伤口受到感染。如果不及时处理伤口，会影响伤口愈合的速度，影响病人的身体健康。

   问：下面哪一句话是正确的？

2. 上个星期，卡瓦去香格里拉旅游了。爬山的时候，卡瓦的胳膊被树枝刮破了。不过，只流了一点儿血，不严重。

   问：下面哪句话是不正确的？

3. 当时伤口比较小，只流了一点儿血，所以我觉得无所谓。

   问："无所谓"是什么意思？

4. 大夫，昨天晚上我发起了高烧，今天早上醒来之后，我全身无力，头疼得很。

   问：昨天晚上他怎么了？

5. 护士用干净的水给卡瓦清洗了伤口，再用稀释的碘酒给伤口消了毒，她告诉卡瓦，伤口不大，很快就会愈合的。

   问：护士用什么给卡瓦的伤口消了毒？

6. A：我今天早上突然发起烧来了，现在头很疼。

   B：你是不是昨天感冒了？

   A：没有啊，我身体一直很好，很少感冒；而且昨天也没有觉得不舒服。

   B：那你有没有受过伤呢？如果身上有伤口不及时处理，也会引起感染。

   A：我想起来了，我爬山的时候胳膊被树枝刮破了，现在又红又肿！

   B：难怪你发烧了啊！

   问：她为什么发烧？

7. A：杜坤，你的手怎么了？

   B：哦，有一个小伤口，流了一点儿血，无所谓。

   A：小伤口？那是大问题！你一定要好好处理一下，否则，伤口感染了，你就麻烦了。

   B：我这两天正忙着准备 HSK 考试呢，很多内容需要复习。吃饭的时间都没有，哪有时间去医院处理伤口啊。

   问：他这几天正忙着做什么？

8. A：护士，我没有打过点滴，所以有点儿害怕。

B：不用怕。你坐在这把椅子上，伸直胳膊，握紧拳头。如果害怕，可以把眼睛闭上，别紧张。

A：好的，我试一试。

B：你看，是不是一点儿也不疼？

A：啊，一次就扎好了？您扎针的技术真好，我一点儿也不觉得疼！真是谢谢您！

B：您客气了，不用谢。

问：护士扎了几次针？

9. A：卡瓦，你知道怎么处理伤口吗？

B：怎么了？你受伤了？

A：是的。早上做饭的时候，我的手被刀子刮破了。

B：是不是很严重？你要不要去医院看大夫呢？

A：没关系，不太严重，因为只流了一点儿血。

B：是不是没时间啊？我听说你在准备 HSK 考试。

A：是的。

B：伤口处理很简单，先用干净的水清洗伤口，再用碘酒消毒。伤口不大的话，可以用创可贴或纱布包扎。

A：太谢谢你了。我现在马上回家处理伤口。

问：如果伤口不大，怎么样包扎伤口？

10. A：大夫，杜坤休克了？

B：怎么可能会休克？他不是在打点滴吗？刚刚还和我说话了。

A：是的呀！可是他急着回学校上课，问我能不能把药水滴得快一点儿。

B：你看！你怎么可以这样做呢？药水的速度是有严格限制的，如果滴快了，会给心脏和肝肾增加负担，引起心慌、恶心、呕吐等不良反应，严重的还会出现休克，导致死亡。

A：对不起，大夫，我以后不会这样做了！

B：你是护士，难道你不知道这些吗？

问：因为药水滴快了，杜坤怎么了？

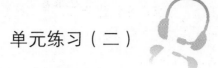

单元练习（二）

第一部分

（一）听录音，判断对错。

一共10个题，每题听一遍。

例如：我打算去成都旅游，不知道你暑假有没有时间。如果有时间，我们可以一起去旅游吗？

★ 他打算去成都旅游。

我现在很少去教室自习，不是因为我不想去，而是因为最近天气不好，天天下雨，所以我觉得去教室自习很麻烦。

★ 他现在经常去教室自习。

现在开始第1题：

1. 北京时间早上九点的时候，曼谷时间是早上八点，伦敦时间是凌晨一点。现在北京时间是下午三点整。

2. 在高原上旅游还是带上氧气袋的好，否则发生高原反应的时候会很危险。

3. 最近谢芳肠胃不好，因为她刚刚做了小肠切除手术，医生说了应该少食多餐，多摄入一些清淡的食物，肉菜要少吃。

4. 杰瑞比较胖，为了变苗条一点儿，她从来不吃鸡蛋、牛奶等热量高的食物。每天只吃一点儿水果。但是，最近她住院了。医生说她营养不良。

5. 圣诞节那一天，苏里回纽约去了。他在纽约呆了六天就回来了。在电话里他告诉我，他很想中国。我听了非常高兴。

6. 今天我去集贸市场买东西。卖水果的大妈又大方又可爱，苹果三块钱一斤，我买了三斤半，她只要了我十块钱。

7. 本杰明觉得自己太倒霉了，去医院看病遇到了一个实习护士。打点滴的时候，护士扎了他四五针才扎好。

8. 中国电影我看的不多，除了张艺谋导演的《英雄》之外。一来我的汉语马马虎虎，看不太懂；二来我的专业课太多，没有时间。

9. 成都的食物我很喜欢，风景我也很喜欢，然而我不喜欢成都的天气，最近我差不多丢了五把雨伞。

10. 昨天我在图书馆见到露西了。我几乎不认识她了。她怎么会变得那么苗条、可爱、年轻呢？以前的那个露西不见了。

 （二）听录音，选择正确答案。

一共 15 个题，每题听一遍。

例如：女：快点走吧，马上要上课了！

　　　男：没关系的，现在是两点半上课，还有半个小时呢！

　　　问：现在是什么时候呢？

　　　A.两点半　　　B.上课了　　　C.两点　　　D.不知道

现在开始第 11 题：

11. 男：对不起，苏瑞，我拿你的牙刷刷牙了。

　　女：没关系，那是亨利的。

　　问：男的拿谁的牙刷刷牙了？

12. 女：您是要打胳膊还是要打臀部。

　　男：随便！

　　问：他们是什么关系？

13. 男：李老师的口语课你为什么不去听啊？

　　女：听她的课我不如在宿舍睡觉。

　　问：女的为什么不去听课？

14. 女：我们去农家乐玩儿玩儿好吗？听说那里很好玩儿。

　　男：我明天有生物课。

　　问：男的说什么？

15. 男：这是 25 块钱，一块零钱是小费。

　　女：谢谢，这是您要的三斤菠萝，请拿好。

　　问：菠萝多少钱一斤？

16. 女：为什么你不跟大家一起去桂林旅游呢？

　　男：我出时间，你出钱，我就去。

　　问：男的为什么不去桂林？

17. 男：小王又高又帅，我看你们俩挺合适的。

　　女：我看你们俩才合适呢。

问：女的喜欢小王吗？

18. 女：这件衣服只花了八百块钱，太便宜了啊！

男：我太太昨天买了两件，也是八百。

问：男的觉得这件衣服怎么样？

19. 男：我最喜欢打羽毛球和踢足球了，你喜欢什么体育运动呢？

女：除了地球，我什么都不喜欢。

问：女的喜欢运动吗？

20. 女：对不起，我的手表快了三分钟，您的现在是几点？

男：差三分钟八点。

问：女的手表是什么时候？

21. 男：这位同学，你借的光碟已经过期了，你需要交纳罚款 3 块五毛。

女：过期一天就 3 块五，也太贵了点儿。

问：他们现在在哪里？

22. 女：你的汉语说得真是流利极了。

男：哪里，哪里！

问：男的怎么了？

23. 男：你要什么？土豆、牛肉还是西红柿炒鸡蛋？

女：我跟前面那个人一样，麻婆豆腐。

问：前面那个人买了什么？

24. 女：你需要什么饮料尽管说，今天我请客。

男：喝奶茶不如喝咖啡，喝咖啡不如喝绿茶。

问：男的想喝什么？

25. 男：我去洗澡了。牛奶在桌子上，你喝了就睡觉吧！

女：怎么，你没看见我正在上 QQ 吗？

问：女的在干什么？

 （三）听短文，选择正确答案。

一共 10 个题，每段短文听一遍。

例如：

今天下午三点在留学生办公室开会，请各位学生准时参加。请每个班的班长通知每一位同学。不能迟到，也不能不参加。

问：今天下午在哪里开会？

A. 在留学生办公室　　B. 在教室　　C. 在图书馆　　D. 在玛丽的宿舍

第 26 到 27 题是根据下面一段话：

露西从香格里拉旅游回来后，我发现她瘦了很多。刚开始还以为她在那边生病了，后来才知道是因为高原反应。香格里拉海拔高，去那里旅游，很容易发生高原反应。露西告诉我，幸亏她带了很多氧气袋，不然的话肯定会恶心、心慌，甚至呕吐呢。跟她一起去的苏瑞，因为身体不太好，吐了很多次。最后导游只好安排她留在山下的旅馆里休息。虽然如此，露西还是玩儿得特别开心，她去了高山、草原、牧场，看到了美丽无比的风景，真是开心得不得了。

26. 问：高原反应不会有哪些症状？

27. 问：露西为什么没事？

第 28 到 29 题是根据下面一段话：

如果在爬山、打球、做饭等日常生活中受了伤，无论伤口有多大，一定要及时地处理。尤其是一些小伤口，不要觉得无所谓。如果不及时处理，伤口一旦感染，小问题就会变成大问题。伤口处理很简单，首先要用清水将伤口洗干净，然后再用碘酒给伤口消毒，最后可以用纱布或者创可贴对伤口进行包扎。

28. 问："无所谓"是什么意思？

29. 问：用什么给伤口消毒？

第 30 到 31 题是根据下面一段话：

刘梅有点儿胖，为了减肥，她只吃水果和蔬菜，几乎不吃任何肉菜，除了偶尔喝点儿鸡汤。同屋觉得刘梅这样做很不好，对身体没有什么好处。减肥不等于不吃肉菜，只吃水果或者蔬菜。因为肉菜里含有丰富的营养成分，有些是蔬菜和水果中没有的。人体要是无法摄入这些养分，可能会导致营养不良。其实，只要饮食平衡，再加上适当的体育运动和愉快的心情，减肥就会很简单。

30. 问：刘梅现在不吃下面哪样食物？

31. 问：下面哪句话是不对的？

第 32 到 33 题是根据下面一段话：

在我们家，爸爸妈妈喜欢吃鱼，因为他们相信吃鱼能让人变得更聪明；妹妹喜欢吃水果，尤其是喝果汁。她说水果中含有丰富的维生素，而且果汁能够美容，让她变漂亮；哥哥呢，喜欢吃牛肉、羊肉、鸡蛋等食物，因为他是个体育老师，每天要消耗很多的热量和蛋白质；我呢，几乎什么都喜欢吃。不过，我有点儿胖，所以我尽量不吃肉菜，多吃蔬菜和脂肪含量少的食物；而且我很少吃糖，因为牙医叮嘱我要少吃糖，不然我的牙齿会全部坏掉的。

32. 问：为什么哥哥喜欢吃肉菜和鸡蛋？

33. 问：关于我，下面哪句话是对的？

第34到35题是根据下面一段话：

　　暑假的时候本杰明的女朋友回国了，他一个人在中国很寂寞，所以他决定跟旅行团去旅游。听说上海正在举办世博会，他很想利用这个机会去看看。在上海玩儿了三四天，他被上海美丽的景色深深地吸引了，尤其是上海的夜景，真是太漂亮了。本杰明很兴奋，他拍了很多照片，想给她的女朋友寄过去。他写好了信，贴上了邮票，还在信封上画了一个红红的"♡"。幸运的是，他刚走出宿舍就看见对面有个大大的"邮筒"，他高兴地把信扔了进去。晚上他做了个梦，梦见女朋友正高兴地看着他拍的照片。

34. 问：本杰明最喜欢上海的什么景色？

35. 问："邮筒"在哪里？

附录二　部分参考答案

第一课

第一部分　听说练习

一、听录音，判断对错。
1. ✓　　2. ✓　　3. ×　　4. ×　　5. ✓

二、听录音，选择正确答案。
1. C　　2. A　　3. C　　4. D　　5. C　　6. D　　7. A　　8. B　　9. C　　10. A

第二部分　读写练习

四、排列顺序。
1. CBA　　2. CAB　　3. BCA　　4. CAB　　5. BAC

五、综合填空。
1. 坐　　2. 把　　3. 下来　　4. 走/跑　　5. 着　　6. 着　　7. 上　　8. 去

第二课

第一部分　听说练习

一、听录音，判断对错。
1. ✓　　2. ×　　3. ×　　4. ×　　5. ×

二、听录音，选择正确答案。
1. B   2. D   3. C   4. D   5. A   6. D   7. B   8. A   9. D   10. A

第二部分　读写练习

四、排列顺序。
1. BAC   2. BAC   3. BCA   4. CAB   5. CAB

五、综合填空。
1. 种   2. 也   3. 个   4. 到/出   5. 上   6. 从   7. 对/跟   8. 都

第三课

第一部分　听说练习

一、听录音，判断对错。
1. ×   2. ×   3. ✓   4. ✓   5. ✓

二、听录音，选择正确答案。
1. C   2. D   3. D   4. D   5. A   6. A   7. B   8. A   9. B   10. D

第二部分　读写练习

四、排列顺序。
1. CBA   2. BAC   3. BAC   4. CAB   5. BCA

五、综合填空。
1. 去/到   2. 到   3. 跟/和   4. 后   5. 让   6. 很/非常
7. 不   8. 连

第四课

第一部分　听说练习

一、听录音，判断对错。

1. ×　　2. ✓　　3. ×　　4. ✓　　5. ✓

二、听录音，选择正确答案。

1. C　　2. C　　3. B　　4. B　　5. D　　6. B　　7. C　　8. B　　9. D　　10. D

第二部分　读写练习

四、排列顺序。

1. BAC　　2. CBA　　3. CAB　　4. BAC　　5. CBA

五、综合填空。

1. 到　　2. 把　　3. 完/了　　4. 起来　　5. 也　　6. 对　　7. 不然　　8. 地

第五课

第一部分　听说练习

一、听录音，判断对错。

1. ×　　2. ×　　3. ×　　4. ✓　　5. ×

二、听录音，选择正确答案。

1. A　　2. B　　3. C　　4. D　　5. A　　6. C　　7. C　　8. A　　9. C　　10. D

第二部分 读写练习

四、排列顺序。

1. BCA   2. CAB   3. ACB   4. ACB   5. ACB

五、综合填空。

1. 叫   2. 地   3. 以后/后   4. 非   5. 没   6. 才好   7. 让   8. 死

单元练习（一）

第一部分

（一）听录音，判断对错。

1. ✓   2. ✗   3. ✗   4. ✓   5. ✗
6. ✗   7. ✓   8. ✓   9. ✗   10. ✓

（二）听录音，选择正确答案。

11. D   12. A   13. C   14. B   15. C   16. A   17. D   18. B
19. D   20. A   21. C   22. D   23. C   24. B   25. A

（三）听短文，请选出正确答案。

26. A   27. B   28. C   29. D   30. C
31. D   32. C   33. D   34. A   35. D

第二部分

五、改错句：

1. 我来中国两年了，现在已经喜欢上这里了。

2. 我下个月就要回国了。

3. 这里的景色好美啊，我们把这里拍下来吧。

4. 这次回家看望了爸爸妈妈，他们都健健康康的。

5. 这辆车跟那辆一样贵。

第六课

第一部分　听说练习

一、听录音，判断对错。

1. × 　2. ✓ 　3. ✓ 　4. × 　5. ✓

二、听录音，选择正确答案。

1. C 　2. B 　3. B 　4. A 　5. D 　6. A 　7. B 　8. C 　9. D 　10. D

第二部分　读写练习

四、排列顺序。

1. BAC 　2. BDAC 　3. ACB 　4. ACB 　5. ACB

五、综合填空。

1. 去 　2. 为了 　3. 想 　4. 把 　5. 买 　6. 卖 　7. 对 　8. 甚至

第七课

第一部分　听说练习

一、听录音，判断对错。

1. × 　2. ✓ 　3. × 　4. × 　5. ✓

二、听录音，选择正确答案。

1. C 　2. C 　3. C 　4. B 　5. C 　6. C 　7. B 　8. C 　9. A 　10. C

第二部分　读写练习

四、排列顺序。

1. BAC　　2. ACBD　　3. BADC　　4. ACBD　　5. CBA

五、综合填空。

1. 着　　2. 得　　3. 起来　　4. 但

5. 怎么　　6. 怎么　　7. 什么　　8. 起来

第八课

第一部分　听说练习

一、听录音，判断对错。

1. ×　　2. ✓　　3. ×　　4. ×　　5. ✓

二、听录音，选择正确答案。

1. C　　2. B　　3. A　　4. B　　5. D　　6. D　　7. A　　8. B　　9. C　　10. D

第二部分　读写练习

四、排列顺序。

1. CBDA　　2. ACDB　　3. ACB　　4. ADCB　　5. ACBD

五、综合填空。

1. 被　　2. 连　　3. 着　　4. 越

5. 越　　6. 对/跟　　7. 都　　8. 甚至/还

第九课

第一部分　听说练习

一、听录音，判断对错。

1. √　　2. √　　3. ×　　4. ×　　5. ×

二、听录音，选择正确答案。

1. A　2. A　3. D　4. C　5. D　6. D　7. D　8. C　9. C　10. D

第二部分　读写练习

四、排列顺序。

1. CAB　　2. DACB　　3. ADCB　　4. ACBD　　5. ADBC

五、综合填空。

1. 让　　2. 对　　3. 下来　　4. 被

5. 让　　6. 以后　　7. 开始　　8. 由于 / 因为

第十课

第一部分　听说练习

一、听录音，判断对错。

1. ×　　2. √　　3. ×　　4. ×　　5. √

二、听录音，选择正确答案。

1. C　2. D　3. D　4. A　5. D　6. C　7. B　8. A　9. B　10. C

第二部分　读写练习

四、排列顺序。

1. CAB　　2. ADCB　　3. DCAB　　4. ABC　　5. ADBC

五、综合填空。

1. 从　　2. 到　　3. 看　　4. 死了　　5. 极了　　6. 只是　　7. 好　　8. 却

单元练习（二）

第一部分

（一）听录音，判断对错。

1. ×　　2. ×　　3. ✓　　4. ✓　　5. ×

6. ✓　　7. ✓　　8. ×　　9. ✓　　10. ×

（二）听录音，选择正确答案。

11. C　　12. D　　13. B　　14. C　　15. A　　16. D　　17. D　　18. B

19. C　　20. D　　21. A　　22. C　　23. B　　24. D　　25. C

（三）听短文，请选出正确答案。

26. D　　27. C　　28. C　　29. B　　30. B

31. A　　32. C　　33. D　　34. C　　35. B

第二部分

五、改错句：

1. 这个桌子有二十多公斤。

2. 武汉夏天的天气比北京热得多。

3. 这种服装于 20 世纪 80 年代才开始流行。

4. 今天逛街看到一件毛衣，好看得不得了。

5. 快考试了，他这几天一直在忙着准备。

附录三 课后练习生词表

第一课			
生词	词性	注音	英语解释
热	(形)	rè	hot
空调	(名)	kōngtiáo	air-condintioner
幅	(量)	fú	a measure word of paintings
营业员	(名)	yíngyèyuán	seller
同学	(名)	tóngxué	schoolmate
信	(名)	xìn	letter
杂志	(名)	zázhì	magazine
语法	(名)	yǔfǎ	grammar
颜色	(名)	yánsè	color
高考	(名)	gāokǎo	college entrance exam
坏	(动)	huài	be damaged
北方	(名)	běifāng	north
旅游	(动)	lǚyóu	travel
爬山	(名)	páshān	mountain climbing
安全	(形)	ānquán	safe
突出	(形)	tūchū	outstanding
优秀	(形)	yōuxiù	excellent
变魔术	(动)	biàn móshù	do magic tricks
伸	(动)	shēn	stretch out
窗户	(名)	chuānghu	window

帽子	（名）	màozi	hat
摘	（动）	zhāi	take off
吹气	（动）	chuīqì	blow
扔	（动）	rēng	throw

第二课

生词	词性	注音	英语解释
锻炼	（动）	duànliàn	take exersice
资料	（名）	zīliào	data; material
北京	（名）	Běijīng	Peking
跳	（动）	tiào	jump
救人	（动）	jiùrén	rescue someone
落水	（动）	luòshuǐ	fall into the water
车祸	（名）	chēhuò	car accident
玻璃	（名）	bōli	glass
家务	（名）	jiāwù	housework
拔苗助长		bámiáo-zhùzhǎng	help the rice grow by pulling it up
稻子	（名）	dàozi	rice
着急	（动）	zháojí	feel anxious; be anxious
自言自语		zìyán-zìyǔ	talk to oneself
拔	（动）	bá	pull out
截	（量）	jié	a measure word, section; length
枯	（形）	kū	withered

第三课

生词	词性	注音	英语解释
联欢会	（名）	liánhuānhuì	get-together party
错误	（名）	cuòwù	fault; mistake

电视	（名）	diànshì	TV.
电影	（名）	diànyǐng	movie
丢失	（动）	diūshī	lose
车站	（名）	chēzhàn	station; bus stop
出租车	（名）	chūzūchē	taxi
灯	（名）	dēng	light
咖啡	（名）	kāfēi	coffee
杯子	（名）	bēizi	cup
姑娘	（名）	gūniang	girl
体育馆	（名）	tǐyùguǎn	gymnasium
比赛	（名）	bǐsài	contest; race
成绩	（名）	chéngjì	score; record; result
气候	（名）	qìhòu	climate
经验	（名）	jīngyàn	experience
愿意	（动）	yuànyì	be willing to
参观	（动）	cānguān	visit
目的地	（名）	mùdìdì	destination
火车	（名）	huǒchē	train
飞机	（名）	fēijī	airplain
礼物	（名）	lǐwù	gift
表扬	（动）	biǎoyáng	praise
误会	（动）	wùhuì	misunderstand
水平	（名）	shuǐpíng	level
申请	（动）	shēnqǐng	apply
同意	（动）	tóngyì	agree
按时	（副）	ànshí	on schedule; on time

完成	（动）	wánchéng	complete; finish
接着	（副）	jiēzhe	following
实践	（动）	shíjiàn	put into practise
邯郸学步		hándān-xuébù	imitate others and thus lose one's own ability
样子	（名）	yàngzi	manner; model
好看	（形）	hǎokàn	goodlooking
想来想去	（动）	xiǎnglái xiǎngqù	think again and again
辛苦	（形）	xīnkǔ	hard
爬	（动）	pá	crawl
优点	（名）	yōudiǎn	merit; strong point
成功	（动）	chénggōng	succeed
结果	（名）	jiéguǒ	result

第四课

生词	词性	注音	英语解释
笑话	（名）	xiàohua	jokes
钥匙	（名）	yàoshi	key
节日	（名）	jiérì	holiday; festival
道歉	（名）	dàoqiàn	apology
经理	（名）	jīnglǐ	manager
黑板	（名）	hēibǎn	blackboard
帮忙	（动）	bāngmáng	help
骄傲	（名）	jiāo'ào	pride; proud
考试	（名）	kǎoshì	exam
电脑	（名）	diànnǎo	computer
晴天	（名）	qíngtiān	cloudless day

讨论	（动）	tǎolùn	discuss
饼干	（名）	bǐnggān	cookie
价格	（名）	jiàgé	price
认为	（动）	rènwéi	think; consider
烦恼	（名）	fánnǎo	annoyance; trouble
压力	（名）	yālì	pressure; tension
多么	（副）	duōme	very; so; how; what
画蛇添足		huàshé-tiānzú	take an action really unnecessary
领导	（名）	lǐngdǎo	leader; leadership
瓶	（量）	píng	bottle (a measure word of wine)
酒	（名）	jiǔ	wine
互相	（副）	hùxiāng	each other; one another
举	（动）	jǔ	raise
感到	（动）	gǎndào	feel
后悔	（动）	hòuhuǐ	regret
聪明	（形）	cōngming	wise; clever; smart
合适	（形）	héshì	suitable; fit

第五课

生词	词性	注音	英语解释
温度	（名）	wēndù	temperature
外语	（名）	wàiyǔ	foreign language
河	（名）	hé	river
污染	（动）	wūrǎn	pollute
判断	（动）	pànduàn	judge
结婚	（动）	jiéhūn	marry
举行	（动）	jǔxíng	hold

抽烟	（动）	chōuyān	smoke
刮风	（名）	guāfēng	wind blowing
吵	（动）	chǎo	quarrel
脾气	（名）	píqi	temper
洗衣机	（名）	xǐyījī	washing machine
修	（动）	xiū	mend; repaire
演出	（名）	yǎnchū	performance
音乐	（名）	yīnyuè	music
唱歌	（动）	chànggē	sing songs
歌	（名）	gē	song
信心	（名）	xìnxīn	confidence
鼓掌	（动）	gǔzhǎng	applaud
乘坐	（动）	chéngzuò	take; ride
寻找	（动）	xúnzhǎo	look for
爱情	（名）	àiqíng	love
停止	（动）	tíngzhǐ	stop
经历	（动）	jīnglì	undergo; go through
失败	（动）	shībài	lose; fail
讳疾忌医		huìjí-jìyī	hide one's troubles and take no remedial measures
有名	（形）	yǒumíng	famous
仔细	（形）	zǐxì	careful; attentive
脸色	（名）	liǎnsè	complexion; look
皮肤	（名）	pífū	skin
更加	（副）	gèngjiā	still even more
生气	（形）	shēngqì	angry; annoy

| 缺点 | （名） | quēdiǎn | weakness; weak point |
| 掩盖 | （动） | yǎngài | cover |

第六课

生词	词性	注音	英语解释
爱好	（名）	àihào	hobby
打篮球	（动）	dǎ lánqiú	play basketball
乒乓球	（名）	pīngpāngqiú	Bing-bang
羽毛球	（名）	yǔmáoqiú	badminton
网球	（名）	wǎngqiú	tennis
排球	（名）	páiqiú	volleyball
活泼	（形）	huópō	lovely
文学	（名）	wénxué	literature
法律	（名）	fǎlǜ	law
政治	（名）	zhèngzhì	politics
博士	（名）	bóshì	doctor
年龄	（名）	niánlíng	age
南方	（名）	nánfāng	south
可惜	（形）	kěxī	pity
任务	（名）	rènwù	task
地铁	（名）	dìtiě	subway
茶	（名）	chá	tea
能够	（动）	nénggòu	can; be able to
狗	（名）	gǒu	dog
猫	（名）	māo	cat
菜单	（名）	càidān	menu
报名	（动）	bàomíng	enroll

打扰	（动）	dǎrǎo	disturb
记者	（名）	jìzhě	reporter
经常	（副）	jīngcháng	often
堵车	（动）	dǔchē	traffic jam
热情	（形）	rèqíng	warm; enthusiastic
举办	（动）	jǔbàn	hold; host
奥运会	（名）	àoyùnhuì	Olympics
能力	（名）	nénglì	ability
毕业	（动）	bìyè	graduate
招聘会	（名）	zhāopìn huì	job fair
搞	（动）	gǎo	do; handle
批评	（动）	pīpíng	criticize
买椟还珠		mǎidú-huánzhū	buy the casket without the jewelry
专门	（副）	zhuānmén	especially
珠宝	（名）	zhūbǎo	jewelry
做生意	（动）	zuò shēngyì	do business
打交道	（动）	dǎjiāodào	keep contact with
准备	（动）	zhǔnbèi	prepare
吸引	（动）	xīyǐn	attract
顾客	（名）	gùkè	customer
挑选	（动）	tiāoxuǎn	select
上好	（形）	shànghǎo	top-grade
盒子	（名）	hézi	box
画	（动）	huà	draw
图案	（名）	tú'àn	pattern
香水	（名）	xiāngshuǐ	perfume

弄	（动）	nòng	do
香喷喷	（形）	xiāngpēnpen	sweet-smelling
装	（动）	zhuāng	pack; hold
赚	（动）	zhuàn	earn
街道	（名）	jiēdào	street
果然	（副）	guǒrán	as expected
暗暗	（副）	àn'àn	secretly
兴趣	（名）	xìngqù	interest
重点	（名）	zhòngdiǎn	key point
却	（副）	què	but; wheres

第七课

生词	词性	注音	英语解释
冬天	（名）	dōngtiān	winter
弹	（动）	tán	play
钢琴	（名）	gāngqín	piano
竟然	（副）	jìngrán	to one's surprise; unexpectedly
提前	（动）	tíqián	in advance
钢笔	（名）	gāngbǐ	pen
午休	（名）	wǔxiū	midday rest
屋里	（名）	wūli	in the house
定期	（区别）	dìngqī	periodically; regularly
防止	（动）	fángzhǐ	avoid
叔叔	（名）	shūshu	father's young brother
垃圾桶	（名）	lājītǒng	rubbish box
要求	（动）	yāoqiú	demand
合格	（形）	hégé	qualified

自然灾害	(名)	zìrán zāihài	natural calamities
准时	(副)	zhǔnshí	on time
会议	(名)	huìyì	meeting
出差	(动)	chūchāi	be on a business trip
红绿灯	(名)	hónglǜdēng	traffic light
奶奶	(名)	nǎinai	grandmother
孙子	(名)	sūnzi	grandson
地址	(名)	dìzhǐ	address
面包	(名)	miànbāo	bread
味道	(名)	wèidào	taste
饮料	(名)	yǐnliào	drinking
卡车	(名)	kǎchē	track
天赋	(名)	tiānfù	gift
表达	(动)	biǎodá	express
坏话	(名)	huàihuà	malicious remarks
好话	(名)	hǎohuà	word of praise
尊重	(动)	zūnzhòng	respect
诚实	(形)	chéngshí	honest
学历	(名)	xuélì	educational background
本科	(名)	běnkē	bachelor
公司	(名)	gōngsī	company
硕士	(名)	shuòshī	master
软	(形)	ruǎn	soft
硬	(形)	yìng	hard
邮局	(名)	yóujú	post
退	(动)	tuì	withdraw

信封	（名）	xìnfēng	envelope
粗心	（形）	cūxīn	careless
南辕北辙		nányuán-běizhé	go south by driving the chariot north
办	（动）	bàn	do
马车	（名）	mǎchē	horse power cart
马夫	（名）	mǎfū	driver of a horse power cart
赶车	（动）	gǎnchē	drive the car
技术	（名）	jìshù	skill
休息	（动）	xiūxi	have a break
对面	（名）	duìmiàn	opposite
聊	（动）	liáo	chat
没关系		méiguānxi	doesn't matter
永远	（副）	yǒngyuǎn	forever
里	（量）	lǐ	li (500 metres), a measure word of distance
明白	（动）	míngbai	understand
道理	（名）	dàolǐ	reason; principle
看准	（动）	kànzhǔn	be certain about something

第八课

生词	词性	注音	英语解释
图书馆	（名）	túshūguǎn	library
自习	（动）	zìxí	study by oneself
安静	（形）	ānjìng	quiet
冷	（形）	lěng	cold
桥	（名）	qiáo	bridge

节目	（名）	jiémù	program
精彩	（形）	jīngcǎi	wonderful
长城	（名）	chángchéng	Great Wall
猴子	（名）	hóuzi	monkey
熊猫	（名）	xióngmāo	panda
狮子	（名）	shīzi	lion
老虎	（名）	lǎohǔ	tiger
鸟	（名）	niǎo	bird
旅行	（动）	lǔxíng	travel
春天	（名）	chūntiān	spring
发芽	（动）	fāyá	sprout
花	（名）	huā	flower
禁止	（动）	jìnzhǐ	forbid
花朵	（名）	huāduǒ	flower
翻译	（名）	fānyì	translator
大使馆	（名）	dàshǐguǎn	embassy
签证	（名）	qiānzhèng	visa
宾馆	（名）	bīnguǎn	hotel
经济	（名）	jīngjì	economy
抽	（动）	chōu	take/make(time/ space)
票	（名）	piào	ticket
现代	（形）	xiàndài	modern
友谊	（名）	yǒuyì	friendship
花	（动）	huā	spend
赢	（动）	yíng	win
意义	（名）	yìyì	meaning

填空	（动）	tiánkòng	fill in the blanks
趟	（量）	tàng	a measure word of moving
质量	（名）	zhìliàng	quality
包饺子	（动）	bāojiǎozi	crap/ make jiaozi
馅	（名）	xiàn	stuffing
夏天	（名）	xiàtiān	summer
凉快	（形）	liángkuài	cool
语言	（名）	yǔyán	language
复杂	（形）	fùzá	complicate
幸福	（形）	xìngfú	happy
成就感	（名）	chéngjiùgǎn	successful feelings
脏	（形）	zāng	dirty
排队	（动）	páiduì	stand in a line; queue
站票	（名）	zhànpiào	ticket without a seat
站	（动）	zhàn	stand
台	（量）	tái	a measure word of certain machinery
声音	（名）	shēngyīn	voice
杞人忧天		qǐrén-yōutiān	groundless worry
大家	（代）	dàjiā	everyone
破	（动）	pò	break
塌	（动）	tā	collapse
压	（动）	yā	press
伤心	（形）	shāngxīn	sad
后来	（名）	hòulái	later
太阳	（名）	tàiyáng	sun
月亮	（名）	yuèliang	moon

临	（副）	lín	of time close to
缺少	（动）	quēshǎo	lack

第九课

生词	词性	注音	英语解释
长江	（名）	chángjiāng	Yangtze river
忘记	（动）	wàngjì	forget
盐	（名）	yán	salt
咸	（形）	xián	salty
米饭	（名）	mǐfàn	boiled rice
面条儿	（名）	miàntiáor	noodles
汤	（名）	tāng	soup
笔记本	（名）	bǐjìběn	notebook; personal computer
怀疑	（动）	huáiyí	doubt
邻居	（名）	línjū	neighbour
礼貌	（名）	lǐmào	manners
牙膏	（名）	yágāo	toothpaste
刷牙	（动）	shuāyá	brush the teeth
旧社会	（名）	jiù shèhuì	the old society
反对	（动）	fǎnduì	oppose; combat
意见	（名）	yìjiàn	point
数学	（名）	shùxué	maths
作者	（名）	zuòzhě	author
作家	（名）	zuòjiā	writer
小说	（名）	xiǎoshuō	novel
中文	（名）	zhōngwén	Chinese
演员	（名）	yǎnyuán	actor

亚洲	（名）	yàzhōu	Asia
范围	（名）	fànwéi	range
旱情	（名）	hànqíng	damage to crops by drought
超市	（名）	chāoshì	spuermarket
打扫	（动）	dǎsǎo	sweep
现实	（名）	xiànshí	reality
梦	（名）	mèng	dream
笨	（形）	bèn	stupid
害羞	（形）	hàixiū	shy
打扮	（动）	dǎban	make up
裤子	（名）	kùzi	trousers
衬衫	（名）	chènshān	shirt
夸奖	（动）	kuājiǎng	praise
衣服	（名）	yīfu	clothes
厚	（形）	hòu	thick
开头	（名）	kāitóu	beginning
不料	（动）	bùliào	unexpect
航班	（名）	hángbān	flight
取消	（动）	qǔxiāo	cancel
推	（动）	tuī	delay; postpone
京剧	（名）	jīngjù	Peking opera
节约	（动）	jiéyuē	save
行动	（动）	xíngdòng	move
浪费	（动）	làngfèi	waste
地球	（名）	dìqiú	earth
资源	（名）	zīyuán	resource

电子邮件	(名)	diànzǐ yóujiàn	e-mail
筷子	(名)	kuàizi	chopstick
准确	(形)	zhǔnquè	precise; exact
地图	(名)	dìtú	map
塞翁失马，焉知非福		sàiwēng-shīmǎ yānzhīfēifú	the old frontiersman losing his horse-a blessing in disguise
安慰	(动)	ānwèi	console
忽然	(副)	hūrán	suddenly
庆贺	(动)	qìnghè	congratulate
先前	(名)	xiānqián	befor
骑	(动)	qí	ride
莫名其妙		mòmíng-qímiào	be confused
方便	(形)	fāngbiàn	convenient
性命	(名)	xìngmìng	life
一定	(形)	yīdìng	certain
条件	(名)	tiáojiàn	condition

第十课

生词	词性	注音	英语解释
做客	(动)	zuòkè	be a guest
爱人	(名)	àirén	lover
辆	(量)	liàng	a measure word of cars
船	(名)	chuán	ship
浅	(形)	qiǎn	shallow
摆出	(动)	bǎichū	pose
副	(量)	fù	set; pair; indicating facial expression
皮外伤	(名)	píwàishāng	skin injure

温暖	(形)	wēnnuǎn	warm
火热	(形)	huǒrè	fervent
脚	(名)	jiǎo	foot
下雪	(动)	xiàxuě	snow
热带	(名)	rèdài	tropic
表面	(名)	biǎomiàn	appearance
冰箱	(名)	bīngxiāng	fridge
份	(量)	fèn	a measure word of food; piece
同事	(名)	tóngshì	collegue
饭馆	(名)	fànguǎn	restaurant
算了		suànle	forget it
游戏	(名)	yóuxì	game
浇	(动)	jiāo	water
谢	(动)	xiè	wither
叶子	(名)	yèzi	leaf
朵	(量)	duǒ	a measure word of flower
别人	(代)	biérén	other people
态度	(名)	tàidù	attitude
诚恳	(形)	chéngkěn	earnest
说话	(动)	shuōhuà	speak
方式	(名)	fāngshì	way
看见	(动)	kànjiàn	see
学术沙龙	(名)	xuéshù shālóng	academic salon
通知	(动)	tōngzhī	inform
守株待兔		shǒuzhū-dàitù	watch the stump and wait for a hare
农夫	(名)	nóngfū	farmer

亩	（量）	mǔ	mu(1 mu = 0.0667 hectares)
勤劳	（形）	qínláo	hardworking
兔子	（名）	tùzi	rabbit
捡	（动）	jiǎn	pick up
荒草	（名）	huāngcǎo	neglected grass
收获	（动）	shōuhuò	gain
偶尔	（副）	ǒu'ěr	once in a while

附录四　总词汇表

A

| 按照 | （介） | ànzhào | L6 |

B

把	（量）	bǎ	L10
包括	（动）	bāokuò	L5
包扎	（动）	bāozā	L10
饱	（形）	bǎo	L6
保暖	（动）	bǎonuǎn	L9
保证	（动）	bǎozhèng	L6
报道	（名）	bàodào	L2
抱歉	（形）	bàoqiàn	L3
本科	（名）	běnkē	L1
鼻子	（名）	bízi	L2
比较	（副）	bǐjiào	L6
比如	（动）	bǐrú	L3
闭上	（动）	bìshang	L10
必须	（副）	bìxū	L7
蝙蝠	（名）	biānfú	L2
别提了		biétíle	L7
病毒	（名）	bìngdú	L2
并且	（连）	bìngqiě	L2
病情	（名）	bìngqíng	L7
补充	（动）	bǔchōng	L5
补习	（动）	bǔxí	L4
不得不	（副）	bùdébù	L4

部分	（名）	bùfen	L4
不管	（连）	bùguǎn	L6
不过	（连）	bùguò	L2
不见不散	（动）	bùjiànbùsàn	L8
不仅	（连）	bùjǐn	L3
不良	（形）	bùliáng	L10
不然	（连）	bùrán	L4
不如	（连）	bùrú	L8

C

擦	（动）	cā	L10
餐具	（名）	cānjù	L3
草原	（名）	cǎoyuán	L9
差不多	（形）	chàbuduō	L5
产生	（动）	chǎnshēng	L5
尝	（动）	cháng	L6
超过	（动）	chāoguò	L6
成都	（名）	Chéngdū	L1
成为	（动）	chéngwéi	L8
成语	（名）	chéngyǔ	L9
迟到	（动）	chídào	L2
持续	（动）	chíxù	L3
重新	（副）	chóngxīn	L5
出发	（动）	chūfā	L8
处理	（动）	chǔlǐ	L10
传播	（动）	chuánbō	L2
传统	（形）	chuántǒng	L8
创可贴	（名）	chuāngkětiē	L10
次	（量）	cì	L9
刺激	（动）	cìjī	L3
从来	（副）	cónglái	L9

D

打点滴	（动）	dǎ diǎndī	L10
大肠	（名）	dàcháng	L5
打牌	（动）	dǎpái	L8
打印	（动）	dǎyìn	L2
大概	（副）	dàgài	L7
大约	（副）	dàyuē	L4
呆	（动）	dāi	L4
戴	（动）	dài	L5
代替	（动）	dàitì	L4
担心	（动）	dānxīn	L4
蛋糕	（名）	dàngāo	L6
当地	（名）	dāngdì	L3
当时	（名）	dāngshí	L4
导游	（名）	dǎoyóu	L9
导致	（动）	dǎozhì	L2
到处	（名）	dàochù	L2
到底	（副）	dàodǐ	L3
滴	（动）	dī	L10
地道	（形）	dìdao	L8
碘酒	（名）	diǎnjiǔ	L10
电解质紊乱	（名）	diànjiězhì wěnluàn	L1
调查	（动）	diàochá	L2
钓鱼	（动）	diàoyú	L8
动物	（名）	dòngwù	L3
读	（动）	dú	L1
独特	（形）	dútè	L9
短	（形）	duǎn	L7
对待	（动）	duìdài	L10
顿	（量）	dùn	L3

E

恶心	（动）	ě'xin	L9
恶化	（动）	èhuà	L7
而	（连）	ér	L3

F

发生	（动）	fāshēng	L4
发现	（动）	fāxiàn	L2
发展	（动）	fāzhǎn	L8
方面	（名）	fāngmiàn	L5
放	（动）	fàng	L10
放弃	（动）	fàngqì	L6
放松	（动）	fàngsōng	L8
放心	（动）	fàngxīn	L1
非常	（副）	fēicháng	L1
SARS（非典型性肺炎）	（名）	fēidiǎnxíngxìng fèiyán	L2
肺水肿	（名）	fèishuǐzhǒng	L9
丰富	（形）	fēngfù	L6
风景	（名）	fēngjǐng	L8
否则	（连）	fǒuzé	L2
符合	（动）	fúhé	L2
辅导	（动）	fǔdǎo	L5
腹部	（名）	fùbù	L3
复查	（动）	fùchá	L7
负担	（名）	fùdān	L10
附近	（名）	fùjìn	L7
负责	（动）	fùzé	L4

G

| 改变 | （动） | gǎibiàn | L3 |
| 概念 | （名） | gàiniàn | L5 |

肝肾	（名）	gānshèn	L10
肝脏	（名）	gānzàng	L5
赶紧	（副）	gǎnjǐn	L4
感觉	（动）	gǎnjué	L3
感染	（动）	gǎnrǎn	L2
感谢	（动）	gǎnxiè	L5
刚刚	（副）	gānggāng	L4
高蛋白	（名）	gāodànbái	L3
高血压	（名）	gāoxuèyā	L1
高原反应	（名）	gāoyuán fǎnyìng	L9
高中	（名）	gāozhōng	L7
各	（代）	gè	L6
宫保鸡丁	（名）	gōngbǎojīdīng	L6
功课	（名）	gōngkè	L4
公里	（量）	gōnglǐ	L8
功能	（名）	gōngnéng	L5
工作	（名）	gōngzuò	L1
共同	（副）	gòngtóng	L4
估计	（动）	gūjì	L2
鼓励	（动）	gǔlì	L4
刮	（动）	guā	L10
关键	（名）	guānjiàn	L5
关系	（名）	guānxi	L5
关心	（动）	guānxīn	L4
关于	（介）	guānyú	L4
光	（副）	guāng	L6
规定	（动）	guīdìng	L6
果汁	（名）	guǒzhī	L6
过程	（名）	guòchéng	L6
过来		guòlái	L4
过滤	（动）	guòlù	L5

H

海拔	（名）	hǎibá	L9
害怕	（动）	hàipà	L4
含有	（动）	hányǒu	L6
好处	（名）	hǎochu	L6
好玩儿	（形）	hǎowánr	L8
后果	（名）	hòuguǒ	L4
后来	（名）	hòulái	L10
呼吸道	（名）	hūxīdào	L2
糊里糊涂	（形）	húlihútú	L8
湖泊	（名）	húpō	L9
花草树木	（名）	huācǎoshùmù	L8
环境	（名）	huánjìng	L8
回忆	（名）	huíyì	L9
昏迷	（名）	hūnmí	L10
活动	（名）	huódòng	L8
火锅	（名）	huǒguō	L3
获得	（动）	huòdé	L5

J

几乎	（副）	jīhū	L3
机会	（名）	jīhuì	L8
积极	（形）	jījí	L6
疾病	（名）	jíbìng	L2
集合	（动）	jíhé	L8
极了	（副）	jíle	L8
极其	（副）	jíqí	L3
及时	（副）	jíshí	L4
即使	（连）	jíshǐ	L4
计划	（名）	jìhuà	L1
既然	（连）	jìrán	L1

计算	（动）	jìsuàn	L6
加油	（动）	jiāyóu	L1
假期	（名）	jiàqī	L1
坚持	（动）	jiānchí	L4
减肥	（动）	jiǎnféi	L6
减轻	（动）	jiǎnqīng	L8
减少	（动）	jiǎnshǎo	L6
简直	（副）	jiǎnzhí	L8
健康	（名）	jiànkāng	L3
健忘	（形）	jiànwàng	L7
降低	（动）	jiàngdī	L7
降压	（动）	jiàngyā	L1
交通事故	（名）	jiāotōng shìgù	L4
接受	（动）	jiēshòu	L4
节假日	（名）	jiéjiàrì	L8
解决	（动）	jiějué	L2
解释	（动）	jiěshì	L4
进步	（名）	jìnbù	L9
进行	（动）	jìnxíng	L3
经过	（介）	jīngguò	L2
精神	（名）	jīngshen	L2
景点	（名）	jǐngdiǎn	L9
究竟	（副）	jiūjìng	L5
救死扶伤		jiùsǐ fúshāng	L5
拒绝	（动）	jùjué	L6
距离	（动）	jùlí	L8
剧烈	（形）	jùliè	L4
据说	（动）	jùshuō	L6

K

| 卡路里 | （名） | kǎlùlǐ | L6 |
| 开玩笑 | （动） | kāiwánxiào | L2 |

看法	（名）	kànfǎ	L5
看来	（动）	kànlái	L6
考虑	（动）	kǎolǜ	L1
科学	（形）	kēxué	L6
咳嗽	（动）	késou	L2
可怕	（形）	kěpà	L10
肯定	（副）	kěndìng	L2
空气	（名）	kōngqì	L2
恐怕	（副）	kǒngpà	L2
控制	（动）	kòngzhì	L2
矿物质	（名）	kuàngwùzhì	L7
困难	（名）	kùnnán	L1

L

辣	（形）	là	L3
落下	（动）	làxià	L4
来不及	（动）	láibují	L2
老	（形）	lǎo	L7
离开	（动）	líkāi	L1
理想	（形）	lǐxiǎng	L8
立刻	（副）	lìkè	L1
力气	（名）	lìqi	L2
例如	（动）	lìrú	L8
联系	（动）	liánxì	L7
凉拌黄瓜	（名）	liángbàn huángguā	L6
了解	（动）	liǎojiě	L5
淋巴	（名）	línbā	L5
流利	（形）	liúlì	L5
留下	（动）	liúxià	L9
流行	（动）	liúxíng	L6
乱	（副）	luàn	L2

M

麻婆豆腐	（名）	mápódòufu	L6
马虎	（形）	mǎhu	L10
马来西亚	（名）	mǎláixīyà	L2
马六甲	（名）	mǎliùjiǎ	L2
马桶	（名）	mǎtǒng	L3
满意	（形）	mǎnyì	L6
慢性肾炎	（名）	mànxìng shènyán	L1
毛巾	（名）	máojīn	L3
没事	（形）	méishì	L3
没想到	（动）	méixiǎngdào	L7
美好	（形）	měihǎo	L9
美丽	（形）	měilì	L8
免疫	（动）	miǎnyì	L4
面前	（名）	miànqián	L10
灭菌	（动）	mièjūn	L3
民族	（名）	mínzú	L9
母亲	（名）	mǔqin	L1
目标	（名）	mùbiāo	L1
目前	（名）	mùqián	L1

N

难道	（副）	nándào	L7
难怪	（副）	nánguài	L5
难过	（形）	nánguò	L4
内	（名）	nèi	L8
内容	（名）	nèiróng	L8
年代	（名）	niándài	L8
农家菜	（名）	nóngjiācài	L8
农家乐	（名）	nóngjiālè	L8
农民	（名）	nóngmín	L8

| 暖 | （形） | nuǎn | L4 |

O

| 呕吐 | （动） | ǒutù | L10 |

P

排出	（动）	páichū	L7
胖	（形）	pàng	L6
陪	（动）	péi	L3
配药	（动）	pèiyào	L10
碰见	（动）	pèngjiàn	L6
脾脏	（名）	pízàng	L4
篇	（量）	piān	L2
平均	（形）	píngjūn	L8
平时	（名）	píngshí	L5
破裂	（动）	pòliè	L4
葡萄	（名）	pútáo	L6
普通	（形）	pǔtōng	L4
普通话	（名）	pǔtōnghuà	L5

Q

其次	（副）	qícì	L3
奇怪	（形）	qíguài	L3
其中	（代）	qízhōng	L5
器官	（名）	qìguān	L4
牵挂	（动）	qiānguà	L1
千万	（副）	qiānwàn	L3
巧克力	（名）	qiǎokèlì	L6
切除	（动）	qiēchú	L4
清淡	（形）	qīngdàn	L7
轻度	（形）	qīngdù	L10

轻松	（动）	qīngsōng	L8
清洗	（动）	qīngxǐ	L3
情况	（名）	qíngkuàng	L4
请	（动）	qǐng	L9
秋天	（名）	qiūtiān	L8
区别	（名）	qūbié	L5
去年	（名）	qùnián	L8
全	（形）	quán	L6
全身无力		quánshēnwúlì	L10
拳头	（名）	quántou	L10
群	（名）	qún	L8

R

然而	（连）	rán'ér	L4
让	（动）	ràng	L3
热闹	（形）	rènao	L1
认出	（动）	rènchū	L7
仍然	（副）	réngrán	L5
如何	（代）	rúhé	L3
入口	（动）	rùkǒu	L6
入乡随俗		rùxiāng-suísú	L6

S

散步	（动）	sànbù	L8
纱布	（名）	shābù	L10
沙门氏菌	（名）	shāménshìjūn	L3
商量	（动）	shāngliang	L4
稍	（副）	shāo	L10
稍微	（副）	shāowēi	L4
少食多餐		shǎoshíduōcān	L7
摄入	（动）	shèrù	L7

伸	（动）	shēn	L10
身心疾病	（名）	shēnxīn jíbìng	L8
甚至	（副）	shènzhì	L6
生	（形）	shēng	L3
生病	（动）	shēngbìng	L7
升高	（动）	shēnggāo	L1
生活用品	（名）	shēnghuóyòngpǐn	L3
师兄师姐	（名）	shīxiōng shījiě	L1
时机	（名）	shíjī	L4
实际	（副）	shíjì	L5
食肉动物	（名）	shíròu dòngwù	L6
食物	（名）	shíwù	L3
实现	（动）	shíxiàn	L1
实在	（副）	shízài	L2
使	（动）	shǐ	L4
使用	（动）	shǐyòng	L6
适合	（动）	shìhé	L7
世纪	（名）	shìjì	L8
世界	（名）	shìjiè	L6
事情	（名）	shìqing	L7
适应	（动）	shìyìng	L3
收拾	（动）	shōushi	L2
首先	（副）	shǒuxiān	L3
瘦	（形）	shòu	L5
寿命	（名）	shòumìng	L8
输血	（动）	shūxuè	L4
树枝	（名）	shùzhī	L10
水龙头	（名）	shuǐlóngtóu	L3
说来话长		shuōlái-huàcháng	L7
死亡	（名）	sǐwáng	L10
松开	（动）	sōngkāi	L10

速度	（名）	sùdù	L2
随着	（动）	suízhe	L4
所有	（形）	suǒyǒu	L3

T

特别	（副）	tèbié	L1
疼痛	（形）	téngtòng	L2
提高	（动）	tígāo	L8
提供	（动）	tígōng	L6
体外	（名）	tǐwài	L7
体验	（动）	tǐyàn	L8
体重	（名）	tǐzhòng	L6
挑食	（动）	tiāoshí	L6
调节	（动）	tiáojié	L5
调养	（动）	tiáoyǎng	L4
听起来	（动）	tīngqǐlái	L8
听说	（动）	tīngshuō	L6
停留	（动）	tíngliú	L7
通	（动）	tōng	L2
通过	（介）	tōngguò	L2
团	（名）	tuán	L9
唾液	（名）	tuòyè	L2

W

外伤	（名）	wàishāng	L4
危险	（形）	wēixiǎn	L3
胃肠	（名）	wèicháng	L3
胃口	（名）	wèikǒu	L6
为了	（介）	wèile	L2
卫生	（名）	wèishēng	L3

文化	（名）	wénhuà	L8
文章	（名）	wénzhāng	L2
握紧	（动）	wòjǐn	L10
无法	（动）	wúfǎ	L5
无聊	（形）	wúliáo	L3
无论	（连）	wúlùn	L5
无所谓		wúsuǒwèi	L10
误会	（名）	wùhuì	L5

X

西瓜	（名）	xīguā	L6
稀释	（动）	xīshì	L10
吸收	（动）	xīshōu	L6
习惯	（动）	xíguàn	L1
下棋	（动）	xiàqí	L8
纤维素	（名）	xiānwéisù	L6
限制	（名）	xiànzhì	L10
相反	（连）	xiāngfǎn	L7
香格里拉	（名）	xiānggélǐlā	L9
详细	（形）	xiángxì	L4
消费	（名）	xiāofèi	L8
消化道	（名）	xiāohuàdào	L7
消瘦	（动）	xiāoshòu	L7
消息	（名）	xiāoxi	L1
小心	（形）	xiǎoxīn	L6
效果	（名）	xiàoguǒ	L6
心动过速	（名）	xīndòng guòsù	L1
心慌	（动）	xīnhuāng	L10
心理	（名）	xīnlǐ	L6
心情	（名）	xīnqíng	L6
新鲜	（形）	xīnxiān	L3

行李	（名）	xíngli	L2
幸亏	（副）	xìngkuī	L4
休克	（名）	xiūkè	L10
休闲	（动）	xiūxián	L8
选择	（动）	xuǎnzé	L6
雪山	（名）	xuěshān	L9
血液	（名）	xuèyè	L5
迅速	（形）	xùnsù	L2

Y

咽喉	（名）	yānhóu	L2
严格	（形）	yángé	L7
研究生	（名）	yánjiūshēng	L1
眼镜	（名）	yǎnjìng	L5
眼科	（名）	yǎnkē	L1
痒	（形）	yǎng	L10
养成	（动）	yǎngchéng	L7
氧气袋	（名）	yǎngqìdài	L9
药水	（名）	yàoshuǐ	L10
一般	（形）	yībān	L7
一举两得		yī jǔ-liǎngdé	L9
一块儿	（副）	yīkuàir	L5
一直	（副）	yīzhí	L1
宜	（形）	yí	L7
胰腺	（名）	yíxiàn	L5
以	（介）	yǐ	L5
以防	（连）	yǐfáng	L3
以上	（名）	yǐshàng	L9
以为	（动）	yǐwéi	L10
椅子	（名）	yǐzi	L10
意思	（名）	yìsi	L6

因此	（连）	yīncǐ	L3
引起	（动）	yǐnqǐ	L1
饮食	（名）	yǐnshí	L5
影响	（动）	yǐngxiǎng	L4
优美	（形）	yōuměi	L8
由	（介）	yóu	L2
游览	（动）	yóulǎn	L9
油腻	（形）	yóunì	L6
由于	（介）	yóuyú	L2
有趣	（形）	yǒuqù	L8
于	（介）	yú	L8
于是	（连）	yúshì	L5
与	（介）	yǔ	L8
遇到	（动）	yùdào	L1
预防	（动）	yùfáng	L2
愈合	（动）	yùhé	L5
原来	（副）	yuánlái	L1
原因	（名）	yuányīn	L1
晕	（形）	yūn	L9
允许	（动）	yǔnxǔ	L4

Z

在意	（动）	zàiyì	L10
暂时	（名）	zànshí	L4
造成	（动）	zàochéng	L7
增加	（动）	zēngjiā	L2
增强	（动）	zēngqiáng	L6
扎	（动）	zhā	L10
摘	（动）	zhāi	L8
着急	（动）	zháojí	L1
照顾	（动）	zhàogu	L1

正常	（形）	zhèngcháng	L9
正好	（副）	zhènghǎo	L2
证明	（动）	zhèngmíng	L5
正确	（形）	zhèngquè	L6
证实	（动）	zhèngshí	L2
症状	（名）	zhèngzhuàng	L2
支持	（动）	zhīchí	L1
脂肪	（名）	zhīfáng	L7
之一		zhīyī	L9
值得	（动）	zhídé	L9
直接	（形）	zhíjiē	L6
植物	（名）	zhíwù	L3
职责	（名）	zhízé	L5
至少	（副）	zhìshǎo	L3
终于	（副）	zhōngyú	L4
种	（动）	zhòng	L8
重度	（形）	zhòngdù	L10
重视	（动）	zhòngshì	L5
重要	（形）	zhòngyào	L3
逐步	（副）	zhúbù	L8
逐渐	（副）	zhújiàn	L4
著名	（形）	zhùmíng	L9
注射单	（名）	zhùshè dān	L10
注意	（动）	zhùyì	L3
撞	（动）	zhuàng	L4
状态	（名）	zhuàngtài	L7
桌子	（名）	zhuōzi	L10
自然	（名）	zìrán	L8
最	（副）	zuì	L1
最好	（副）	zuìhǎo	L3